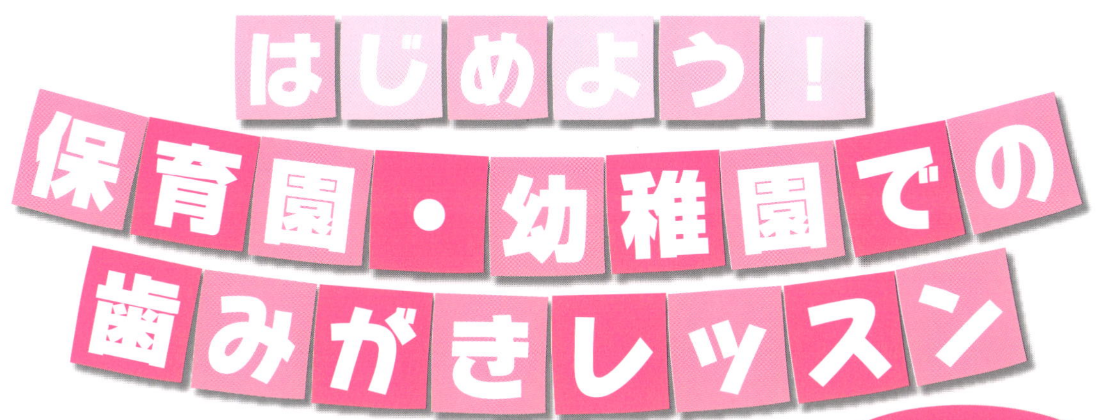

第2版

楽しく身につく実践アイデア

丸山進一郎 監修

公益社団法人
東京都歯科衛生士会 編

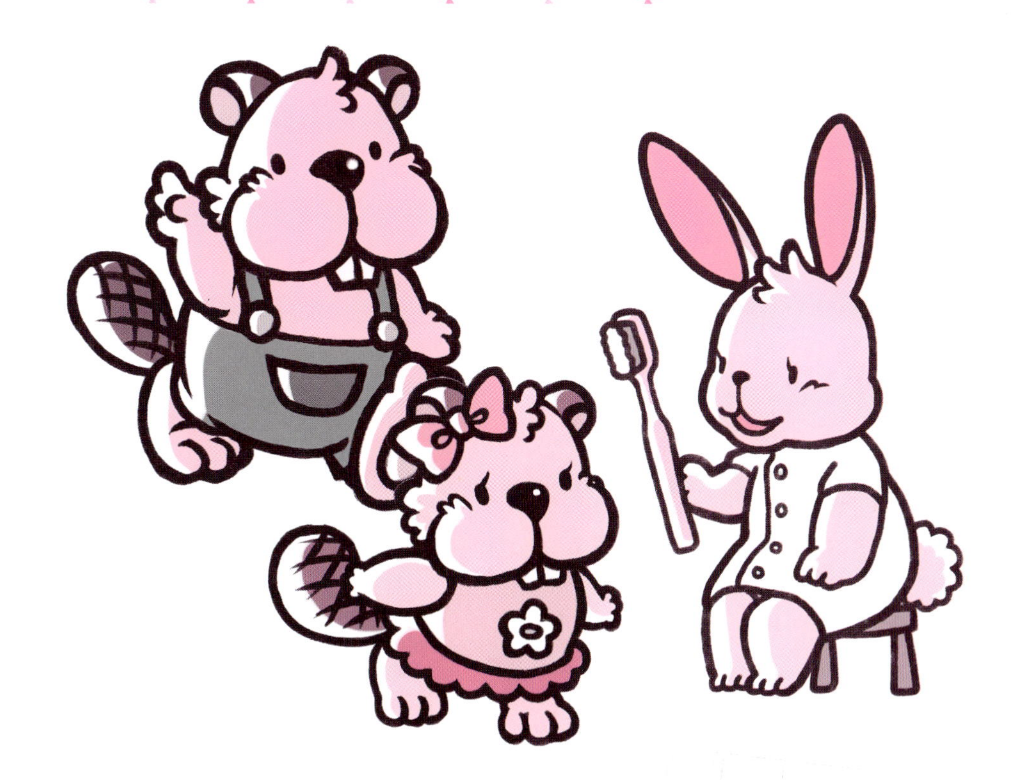

永末書店

foreword

はじめに

2013年に皆様に本書をお届けしてから早いものでもう6年の歳月が経ちました。その間、お口の健康がからだの健康にも関係するというさまざまな科学的根拠が示され、口の健康を守る意味合いも違ってきているのかもしれません。

以前も平均寿命と健康寿命について述べさせていただきましたが、2016年のWHOの調べでも、日本人の平均寿命は世界のトップで84.2歳でした。健康寿命は76.2歳と共に延伸しているものの、その差は縮まってはいません。いつまでも健康で長生きという願いは不変です。口腔の健康を守ることが、健康で長生きの一端を担っていることは、言うまでもありません。

お母さんのお腹の中にいるときから口腔保健は始まります。小さな歯が萌出し、乳歯が生えそろい、乳歯と永久歯が混在し、生え代わることのない永久歯列が整い、人生100年の時代である今日では85年もの歳月を共にする永久歯。年代に合わせた、正しい生活習慣を送ることがとても大切な器官です。

自立への道の第一歩を踏み出す重要なこの時期に、「自分の健康は自分で守る」という意識を育てることはとても大切です。

本書は、乳幼児期の口腔の状況からその時期に合った、正しい歯みがき習慣が身につくように構成されています。歯科保健に携わる皆様のお役に立てれば幸甚です。

公益社団法人 東京都歯科衛生士会
著者代表　原　智子

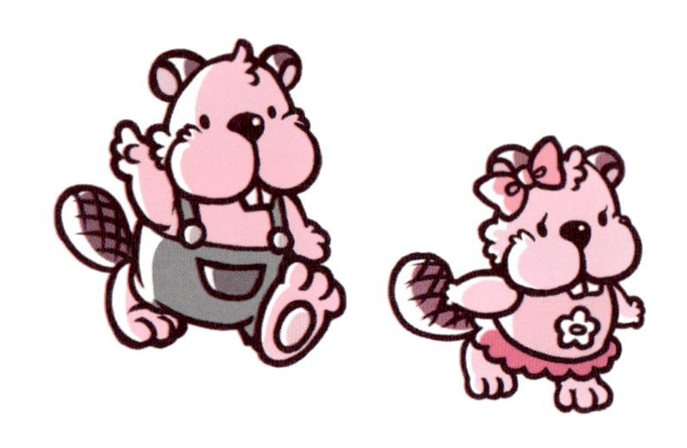

preface

監修者のことば

ありそうでなかった乳幼児への口腔保健指導の手引書が上梓されることを、大変嬉しく感じています。その必要性を私も長く感じていましたが、私のなかではバリエーションがなく、主に保護者に話をすることでそれを補填していました。

今回、公益社団法人 東京都歯科衛生士会の方々が、実際の場において積み重ねてこられたノウハウを熟成して、きめ細かな点にも行き届いたこの指導書を作成され、喜びに堪えません。全国の歯科衛生士、保育園や幼稚園の担当の先生方が、楽しく子どもたちにかかわる姿に想いを馳せつつ、広く活用されることを期待します。

本書監修の依頼を受けた際に、乳幼児を対象に「自分の歯・口の大切さ」を広めたいと考えている歯科衛生士の方々の情熱が伝わってきました。監修者として、歯科関係者だけでなく、保護者が読まれてもわかりやすいものになるよう、意見を述べさせていただきました。

この指導書を手に取った保育園や幼稚園の先生方は、園児たちはもちろんのこと、より多くの子どもたちに、歯の大切さを伝えたいと思われるのではないかと確信しています。

品川学校歯科医会 会長／全国小児歯科開業医会 監事
医療法人 アリスバンビーニ小児歯科 理事長
丸山進一郎

preface

発刊にあたって

乳幼児のむし歯予防は家庭で行うことが基本ですが、かかりつけの歯科医院で歯科衛生士とタッグを組むこと、生活の場・教育の場で保育士・看護師・幼稚園教諭や幼児教育に携わるみなさま方の協力を得ることで、歯みがき指導体制は盤石となります。とくに、生活の場・教育の場である保育園・幼稚園・こども園では、集団で楽しく効果的に進めることができるため、私たち歯科衛生士はそうした機会をもつことを切望しています。とはいえ、すべての現場に足を運ぶことはできず、もどかしさを感じている現実もあります。そのようなとき、本書『はじめよう！ 保育園・幼稚園での歯みがきレッスン』が、歯科衛生士である私たちの代わりに、その役割を果たしてくれるのではないかと思います。

現場での実践と歯を大切にしてほしいとの願いから、歯科衛生士が工夫を重ねてつくりあげた本書が、日夜、子どもたちのために奮闘されている保育と幼児教育の現場の先生方に愛され、子どもたちのかけがえのない歯と口を守る一助となれば、これ以上の喜びはありません。

公益社団法人 東京都歯科衛生士会 会長
富田基子

how to use this book

この本の使い方

子どもたちと歯みがきを楽しんで！

本書は、保育園・幼稚園の先生方の声がきっかけで生まれました。私たち歯科関係者が保育園や幼稚園で口腔保健指導を行った際に、園の先生方や看護師、養護教諭の先生方から「自分たちも歯科指導をしたいと思っているが、子どもたちに歯みがきを教えるときのわかりやすい解説書や使いやすい媒体などがあればよい」というお話をしばしばお聞きしていました。また保育園の先生方からは、「０歳児からの歯の健康について、実際のみがき方や、保護者へのアドバイスなど、１冊の本で学べるとうれしい」とのご意見もありました。

そのようなご要望を受け、まだ歯の生えていない０歳児の口腔の健康に、保育園の先生方がどのようにかかわったらよいのか、また、保育園・幼稚園の先生方が、どのように年少から年長までの、集団での歯科保健指導をしたらよいのか、その実際を述べさせていただきました。

本書では、年齢、園の取り組み、子どもたちの習熟度に合わせ、いくつかの指導コースを設定しています。各園の状況や子どもたちの年齢により、それらのコースから、歯みがきの練習をする部分（部位）やみがき方をお選びください。また、歯をみがく際に音楽に合わせて子どもたちが歯ブラシを動かせるよう、年齢別に「はみがきシュッシュ」という歯みがきソングを作成しました。

巻末には、歯科衛生士作の歯みがき物語「ビーバー村はおおさわぎ」と「ポンタ危機一髪～ミュータンの巻～」を掲載しました。パネルシアターなどで実際に演じることができるよう、シナリオを作成しています。イラストは拡大コピーしてお使いください。なお、歯みがきソングおよびイラストは、永末書店ホームページからダウンロードすることも可能です（下欄参照）。

保育園・幼稚園・こども園の先生方だけでなく、歯科衛生士や歯科保健に携わる方々にも、実践に役立てていただけるのではないかと思います。

本書が、みなさまの活動の一助になればと願ってやみません。

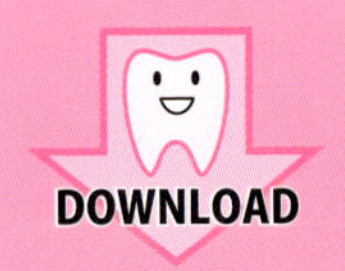

本書中、ダウンロードできる素材には、左のマークをつけています。
アドレスは、http://www.nagasueshoten.co.jp/hamigaki/index.html です。
パスワード〈１１８２〉を入力してダウンロードしてください。

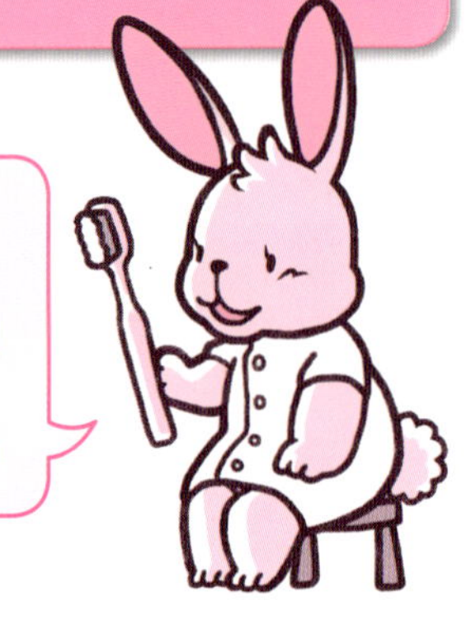

役立つ知識を、かわいいイラストやお話で、
楽しく学んでいきましょう！
すぐに使える素材もたくさん掲載していますよ！
この１冊があれば、子どもたちへの
口腔保健指導はバッチリです！

guideline

口腔保健指導の指針

視覚媒体の重要性

子どもの発達に即した指導の指針は、文部科学省より発行された『「生きる力」をはぐくむ学校での歯・口の健康づくり』や、（一般社）日本学校歯科医会発行の『学校歯科医の活動指針』（平成27年 改訂版）に詳しく示されています。今回示された指針のなかで、この時期の保健指導のねらいは「歯・口の健康づくりに関心を持ち、基本的生活習慣をみにつけることができる」ことと示されています。この指針に沿った口腔保健指導を効果的に子どもたちに行うためには、使用する視覚媒体やその内容が決め手になります。

子どもたちにとって、健康という抽象的な概念をつかむことは簡単ではありません。健康を意識するには、目で見て、生活習慣として一つひとつ納得していくことが重要です。本書では、指針の課題に沿って、どのように子どもたちに伝えていくのか、例を交えながら紹介しています。保育園・幼稚園・こども園では園児の対象年齢が異なりますが、乳幼児から年長児までを年齢順に掲載し、園の形態により使い分けができる構成としました。

時期	課題
幼稚園	・よくかんで食べる習慣づけ ・好き嫌いをつくらない ・食事と間食の規則的な習慣づけ ・乳歯のむし歯予防と管理 ・歯・口の清掃の開始と習慣化 ・歯・口の外傷を予防する環境づくり

（一般社）日本学校歯科医会『学校歯科医の活動指針』
平成27年 改訂版より引用改変

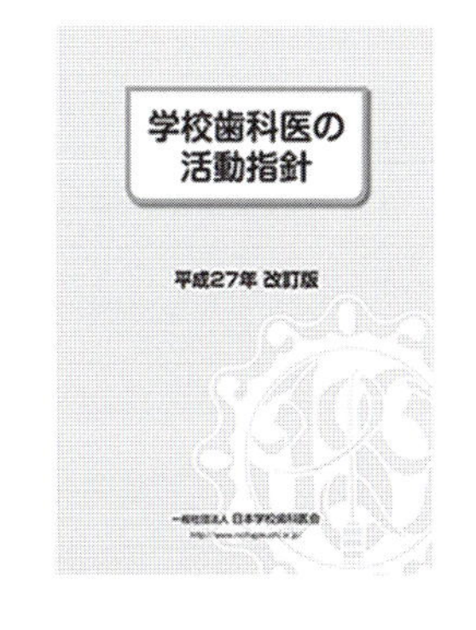

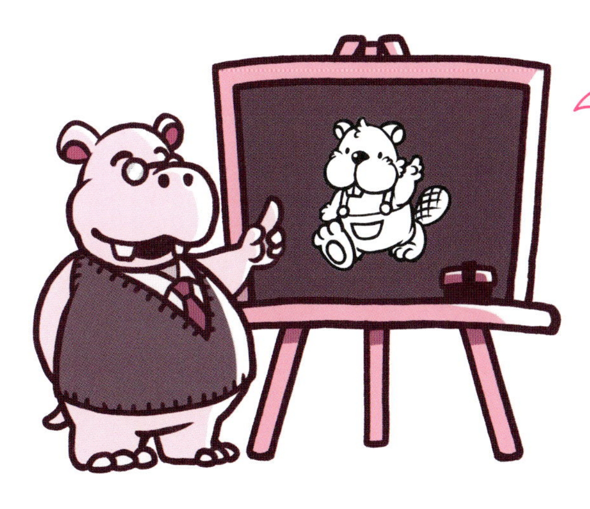

子どもたちの理解をうながすためには、
絵や図を使って、見てわかるように
工夫すると効果的です！
年齢や、子どもたちの状況に応じて、
ムリせず、楽しみながら進んでいきましょう！

contents

目次

保育園
乳幼児の歯みがき

infants

＊乳幼児期の歯みがき

乳幼児期に歯みがきなんて、まだ早いのでは？　と感じる方もいるかもしれません。この時期の歯みがきは子どもにとって大切な生活習慣の一つで、睡眠・運動・食事の生活リズムを身につけることと同じです。

お口の健康は、全身の健康のためにもたいへん重要です。この時期から、歯みがきする習慣を身につけておきましょう。

infants

＊親子（先生方）とふれあう楽しいスキンシップの場

歯みがきをすることで、歯に触れ、口に触れ、頬に触れ、身体に触れます。お子さんにたくさん触れ、スキンシップをはかりましょう。

また、歯みがきができたあとには、たくさんほめて抱きしめてあげましょう。

infants

＊それでは、レッツ歯みがき!!

いきなり歯ブラシでは、赤ちゃんもビックリ!!　まずは、お口をキレイにするということに慣れてもらいましょう。歯が生える前から準備開始です。

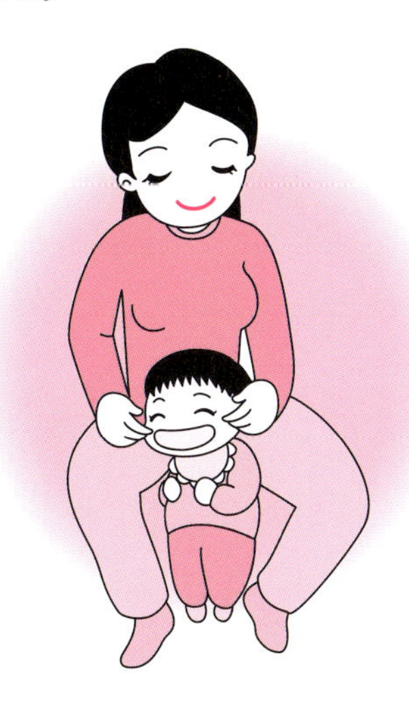

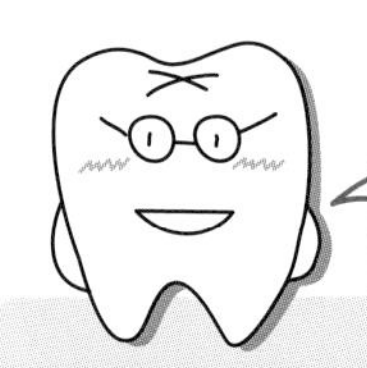

最初に、歯の並び方と名前、そして歯ブラシの握り方をご紹介します。
これまでに歯医者さんなどで、見たり聞いたりしたことがあるかもしれませんね。

歯の並び方と名前

歯の並び方とそれぞれの名前です。
歯医者さんでは、乳歯をアルファベット、永久歯を数字で表すことがあります。

子どもの歯（乳歯）

上顎（じょうがく）

- A 乳中切歯（にゅうちゅうせっし）
- B 乳側切歯（にゅうそくせっし）
- C 乳犬歯（にゅうけんし）
- D 第１乳臼歯（だいいちにゅうきゅうし）
- E 第２乳臼歯（だいにニゅうきゅうし）

下顎（かがく）

- E 第２乳臼歯
- D 第１乳臼歯
- C 乳犬歯
- B 乳側切歯
- A 乳中切歯

大人の歯（永久歯）

上顎（じょうがく）

- 1 中切歯（ちゅうせっし）
- 2 側切歯（そくせっし）
- 3 犬歯（けんし）
- 4 第１小臼歯（だいいちしょうきゅうし）
- 5 第２小臼歯
- 6 第１大臼歯（だいいちだいきゅうし）
- 7 第２大臼歯
- 8 第３大臼歯

下顎（かがく）

- 8 第３大臼歯
- 7 第２大臼歯
- 6 第１大臼歯
- 5 第２小臼歯
- 4 第１小臼歯
- 3 犬歯
- 2 側切歯
- 1 中切歯

＊上の歯を上顎（じょうがく）、下の歯を下顎（かがく）と呼びます。
＊前歯の表側を唇側（しんそく）、奥歯の表側を頬側（きょうそく）、
上の歯の裏側を口蓋側（こうがいそく）、下の歯の裏側を舌側（ぜっそく）と呼びます。

歯ブラシの握り方

歯ブラシの握り方には、次の方法があります。

＊パームグリップ
手のひらで歯ブラシをしっかり握る持ち方です。歯みがきをはじめたばかりの３歳頃の時期は力が安定しないため、この持ち方が一般的です。

＊ペングリップ
鉛筆を持つように歯ブラシを親指と人差し指で軽く持ちます。力を抜くことができ、また、歯ブラシを細かく動かすことができるため、保護者の仕上げみがきは、この持ち方をお勧めします。

※ご家庭での指導で、すでにペングリップでみがいているお子さんもいることでしょう。
その場合は、わざわざ持ち方を変える必要はありません。

＊３～５か月頃からの歯みがき

首がすわり、まだ歯が生えていない時期ですが、そろそろ寝かせてタッチケアをはじめましょう。赤ちゃんを寝かせ、身体にタッチ、顔にタッチ、そして唇、清潔な指で口のなかに触れてみましょう。赤ちゃんと向き合う形と反対から見る形でタッチしてみてください。口のなかはとても敏感なので、触られることに慣れるためと、少し大きくなってから、寝かせた状態で仕上げみがきをするときに嫌がらないようにするためです。

子どもの視線からは、仕上げみがきをしてくれる大人の顔が、普段見ている顔と逆になります。また、のぞきこむため、かなり恐い顔に見えがちです（膝に鏡を置いて自分の顔を写してみるとよいですよ）。声掛けをしたり、歌ったりしながら、歯みがきを楽しみましょう。笑顔は必須です。

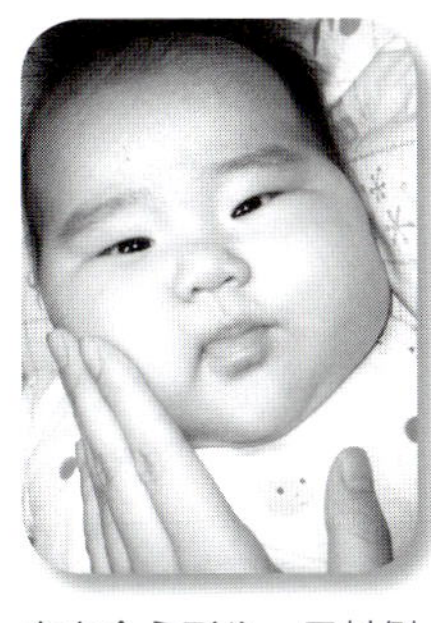

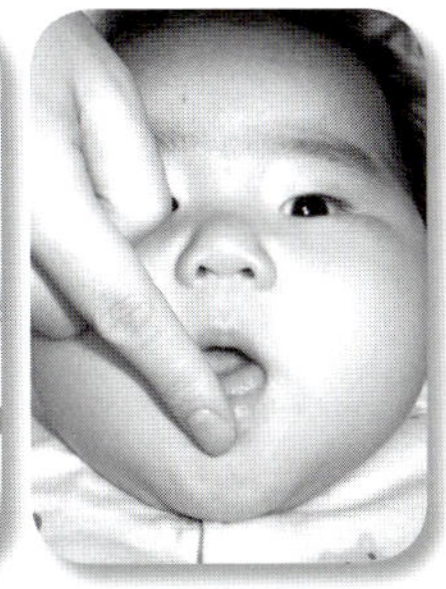

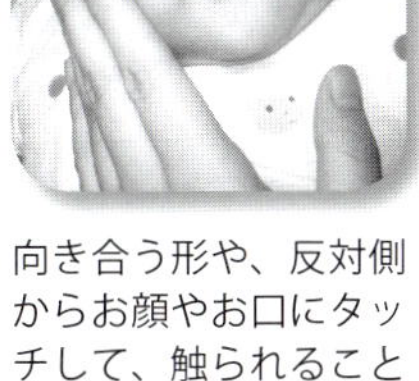

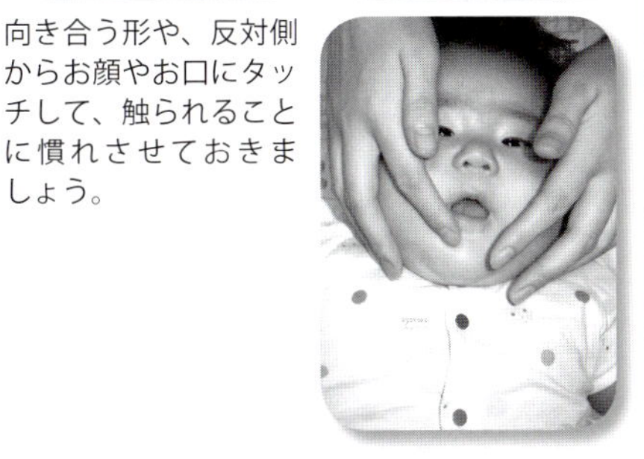

向き合う形や、反対側からお顔やお口にタッチして、触られることに慣れさせておきましょう。

仕上げみがきについて ～寝かせみがきで～

幼児期に入り、乳臼歯といわれる奥歯が生えてくると、仕上げみがきがとても大切になります。仕上げみがきをする際には、寝かせみがきが適切です。乳児期から、寝かせみがきを嫌がらないように習慣にしていくとよいでしょう。遊びの要素を取り入れて、慣れていきましょう（仕上げみがきの詳細は、p.12に掲載）。

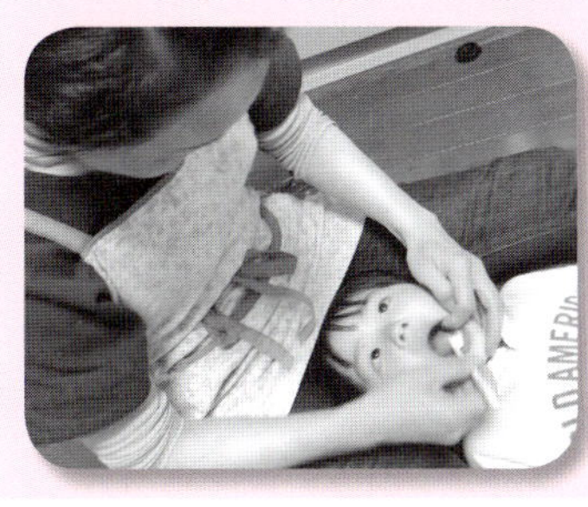

笑顔を忘れずに！

＊６～７か月頃からの歯みがき

この頃から、かわいい乳歯が生えてきます。多くの場合、下顎乳中切歯（かがくにゅうちゅうせっし）（歯の名前は p. 2参照）と呼ばれる下の前歯２本から顔を出しはじめます（生える時期は個人差が大きいので目安にしてください）。下の前歯が生えてきたら、まずは、ガーゼを指に巻き、前歯をぬぐっていきます。スキンシップも忘れずに！！

歯みがきポイント① 歯ブラシ選び ＊その１＊

●歯ブラシは赤ちゃん用を ～毛先がナイロンの製品で～

市販されている歯ブラシセットのなかに、赤ちゃん用としてゴム製のものがありますが、ゴム製のヘッドは歯ブラシに慣れさせるために使用するもので、歯垢の除去には適していません。

＊８～９か月頃からの歯みがき

上下の前歯４本が生えてきたら、歯ブラシを使い、みがいていきましょう。歯ブラシの持ち方はペングリップが良いでしょう（p. ２参照）。力を抜き、毛先を歯の面に当て優しく小刻みに動かします。

この時、一番気をつけたいのが、上の前歯２本の間にある上唇小帯です。

上唇小帯とは？
上の前歯の間にあるスジのことです。
このスジが、上の前歯の生えぎわからのびている場合があります。歯をみがくときに傷つけることもあるため、歯ブラシが当たらないように、歯ブラシを持った反対の手の人差し指で、優しく保護しましょう！

＊１歳頃からの歯みがき

この頃には、第１乳臼歯（歯の名前は p. ２参照）というかわいい奥歯が生えてきます（生える時期は個人差が大きいので目安にしてください）。かみくだき、すりつぶすための大切な奥歯です。かみ合わせの部分は、複雑な溝があり、むし歯になりやすい場所です。少しでも歯の頭が出てきたら、優しく歯ブラシを当てましょう。

歯みがきポイント② 歯ブラシ選び ＊その２＊

●**歯ブラシ：植毛部・柄など**

＊歯垢の除去のためには、毛のかたさは「ふつう」がよいでしょう。
＊毛先は、山型や先が細くなっていない、まっすぐのブラシが使いやすいでしょう。
＊植毛部の大きさは、子どもの人差し指と中指を揃えた幅くらいを目安にするとよいでしょう。
　また、子どもの下の前歯２本の裏側がかくれる程度を目安にするのもよいでしょう。
＊歯ブラシの持つところ（柄）は、まっすぐになっているもののほうが使いやすいでしょう。
＊この歯ブラシは、仕上げ用の歯ブラシとして１歳以降も使用していきます。

遊び用の歯ブラシについて

この頃から、歯ブラシに興味をもち、また、大人のまねをして自分で歯みがきをしたがるお子さんも増えてきます。歯みがきに興味をもつことはとてもよいことなので、仕上げ用歯ブラシとは別に「子ども用歯ブラシ」を用意してみましょう。

しかし、歯ブラシをかみ、すぐに毛先が開いてしまうと思います。これはかむことで力加減を試しているためで、おおらかに見守りましょう。

※事故につながることもあるので
十分な注意が必要です。

1．歯ブラシを持って歩かせない。
2．歯ブラシを短めに持たせる。
3．子どもから目を離さず
危険から守る。

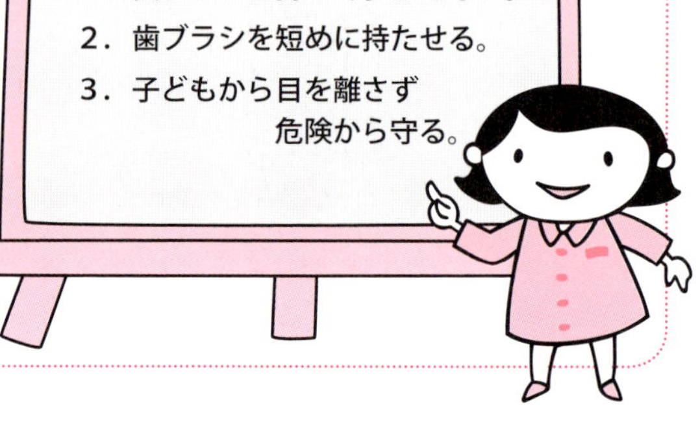

＊１歳６か月～２歳頃からの歯みがき

この頃には、乳犬歯や第２乳臼歯（歯の名前は p. ２参照）という奥歯が生えはじめ、３歳頃までには乳歯列が完成します（生える時期は個人差が大きいので目安にしてください）。乳歯列が完成に近づきますが、歯と歯の間のむし歯が心配な時期です。歯ブラシだけでは歯垢を取り除くことはなかなか難しいため、歯と歯の間の清掃にはフロスの使用をお勧めします。

歯みがきポイント③　フロス

●指に巻きつけるタイプのフロスの使い方

フロスを指に巻きつけて歯と歯の間に挿入する清掃方法ですが、初めての方には難しいかもしれません。

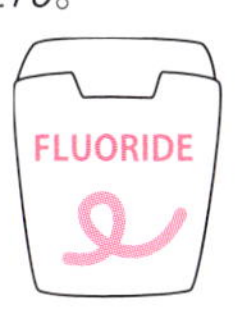

●ホルダーつきフロスの使い方

ホルダーのついたフロスで歯と歯の間に挿入する清掃方法です。

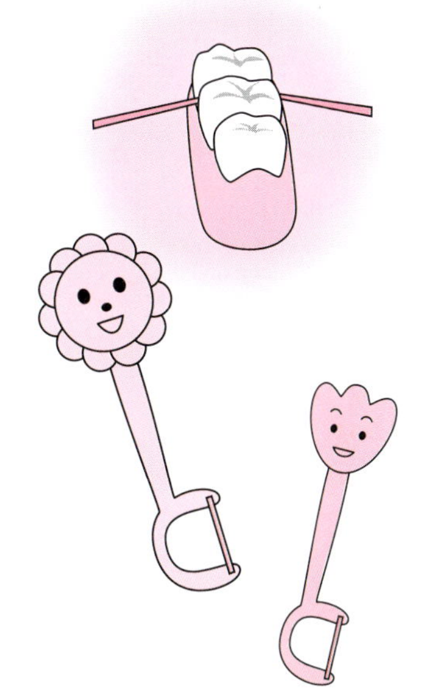

＊どちらのタイプのフロスも、挿入する際には強く押し込まないことです。

お子さんによっては歯と歯の間が強く接触している場合があります。接触している部分は一部で、その部分を通すときに力で押し込んでしまいがちです。通った際に歯肉に糸が強く当たってしまい、傷つけることがあります。“糸のこ”を前後に引くように、ゆっくりと糸を前後に動かして歯と歯の間の歯垢を取り除きましょう。

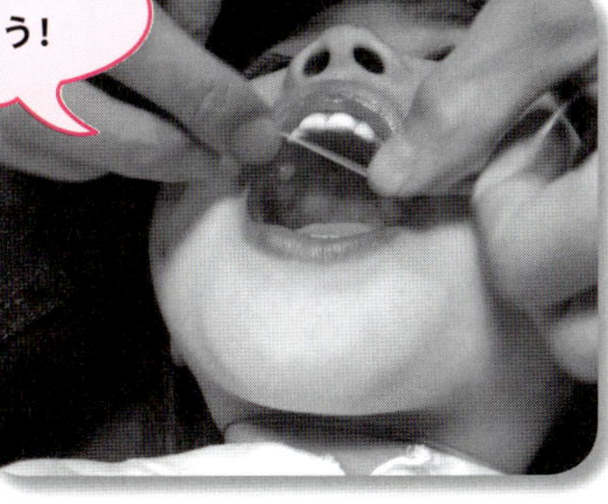

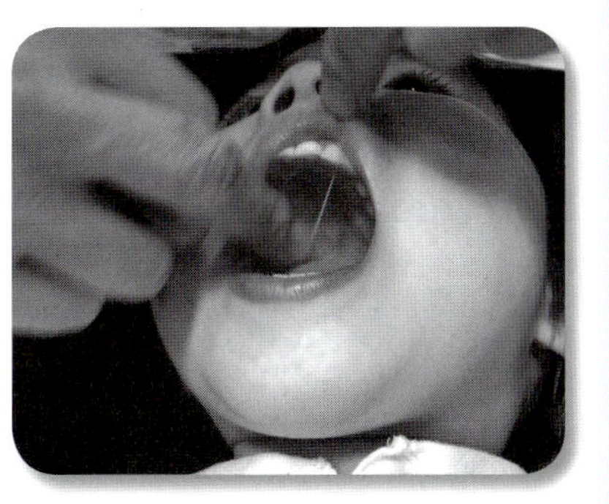

＊２歳６か月頃からの歯みがき

ブクブクペ～の練習！
はじめよう！

この頃にはじめてほしいのが、うがいの練習です。うがいは、なかなか難しいものです。歯みがきのあとのうがいは「ブクブク」です。口のなかにためた水が飛び散ったり、こぼれ落ちるようなことのないように、吐き出すには練習が必要です。これは、口の周りの筋肉を鍛えることにもつながります。うがいができるようになったら、市販のフッ化物（フッ素）配合の歯みがき剤を使用することで、フッ化物によるむし歯予防効果が期待できます。

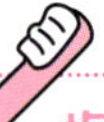

歯みがきポイント④　歯みがき剤

●フッ化物（フッ素）配合の歯みがき剤について

現在市販されている歯みがき剤には、約９割の製品にフッ化物が配合されています（詳しくは日本歯磨工業会　http://www.hamigaki.gr.jp/　をご覧ください）。フッ化物はむし歯予防に効果的です。仕上げみがきが終わってから、歯みがき剤を歯ブラシの毛先につけて、すべての歯に行き渡らせてください。そのあとのうがいは、あまりしすぎないようにしましょう。フッ化物については、p.13『**歯みがき剤の使い方（2）**』に詳しい解説があります。

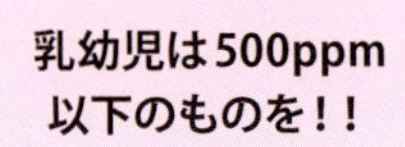

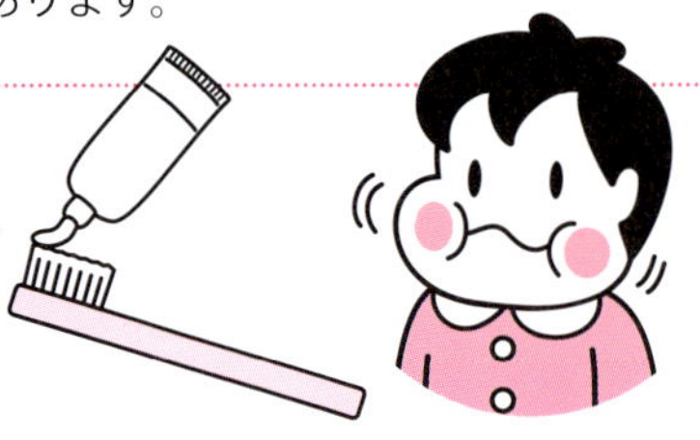

＊３歳頃からの歯みがき

この頃から、自分の歯を自分でみがくことを習慣にしていきましょう。自分で歯ブラシを握り、みがき、保管する、という習慣を身につけていきましょう。次のページからは、実際の歯みがきの指導についてふれていきます。

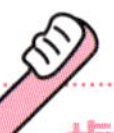

歯みがきポイント⑤　歯ブラシの準備

●自分でみがく歯ブラシと仕上げみがきの歯ブラシについて

自らみがく歯ブラシと、仕上げみがき用の歯ブラシは、使い分けて２本用意してください。自分でみがくといっても、はじめは歯ブラシをかんでいることのほうが多いかもしれません。すぐに歯ブラシの毛先は開いてしまいます。この頃から、歯ブラシはかまないように優しく言い聞かせましょう。

歯ブラシは、お気に入りのキャラクターなどが描かれた製品など、子ども自身が選んでもよいかもしれません。歯みがきに興味をもつことも大切ですが、p. 4『**歯みがきポイント② 歯ブラシ選び ＊その２＊**』に示した内容からあまり外れない製品がよいでしょう。

保育園・幼稚園・こども園
集団での口腔保健指導

early childhood

＊幼稚園の先生方へ

●はじめての社会生活

乳幼児から保育園という社会のなかで口腔保健指導にかかわっている子どもたちと違い、それぞれの家庭という全く違った環境で過ごしてきた子どもたちが、この時期にはじめて集団生活のなかでの口腔保健指導にかかわるようになります。他者と自分を比べ、その違いに驚き、影響を受けていきます。

歯みがきに対する考え方も、それぞれ差があるのではないかと思います。一人ひとりが、他者を意識し、よい方向へ一歩ずつ進めるよう、そして、少しずつ歯の健康や歯みがきに関心がもてるよう、見守ってほしいと思います。

●３歳からの歯みがき

幼稚園に入り、生活習慣のすべてが一変し、自分のことは自分でしなければならなくなります。戸惑いを感じる子どもたちも多いのではないでしょうか。自分の歯を自分でみがくことも同じかもしれません。

お昼休みには、自分で歯みがきの準備から片付けまでしなければならず、それだけでも子どもたちにとっては大変なことだと思います。

まずは、生活のなかで歯みがきをするという習慣をつけてほしいと思います。自分で歯ブラシを握り、みがき、保管するという習慣が身につくよう指導していきましょう。

それでは、実際に歯みがきの指導についてお話ししていきたいと思います。

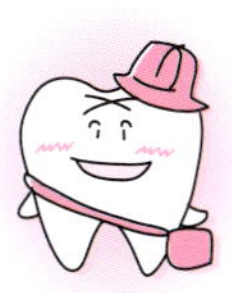

＊　保育園・幼稚園・こども園での歯の保健指導のねらい　＊

（１）よくかんで食べる習慣づけ
（２）好き嫌いをつくらない食育
（３）食事と間食の規則的な習慣づけ
（４）乳歯のむし歯予防と管理
（５）歯・口の清掃の開始と習慣化
（６）歯・口の外傷を予防する環境づくり

（一般社）日本学校歯科医会『学校歯科医の活動指針』の課題に沿って、実際の指導の内容を進めていきます。

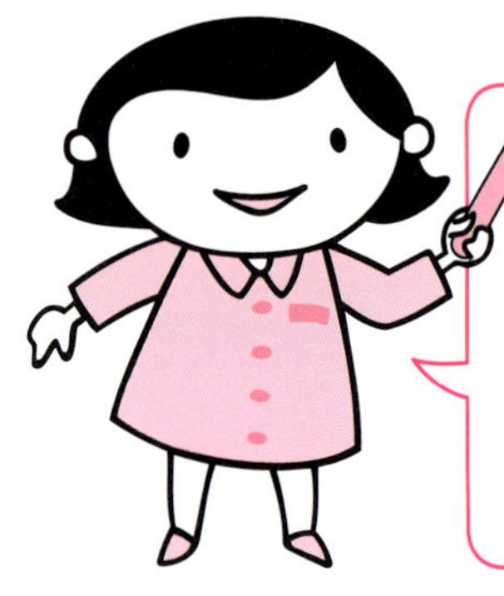

さあ、口腔保健指導をはじめましょう!!

口腔保健指導では、習慣で行っている行為を振り返り、子どもたちをよりよい状態に導いていくことが求められます。この時期の子どもたちの歯みがきに対する状況は、自ら進んで歯みがきする子、仕上げみがきを嫌がり拒んでいる子、すべてを保護者に委ねている子などさまざまです。子どもたちが、歯や口の健康に親しみ、それまでよりも上手に歯みがきができるよう、手助けをしたいものです。

1. よくかんで食べる習慣づけ

歯の役割を知ることで「かむ」ことが理解しやすくなります。本書では、身近な台所用品などを例に説明します。実際に「食べる」という動作を思い浮かべながら、一緒に口を動かし、かむことをイメージしてもらいます。

●前歯の役割を理解する

前歯はかみ切るという役割を果たします。包丁を紹介し、包丁が食べ物を小さく切るために使われるように、前歯には、物をかみ切る役割があることを説明します。

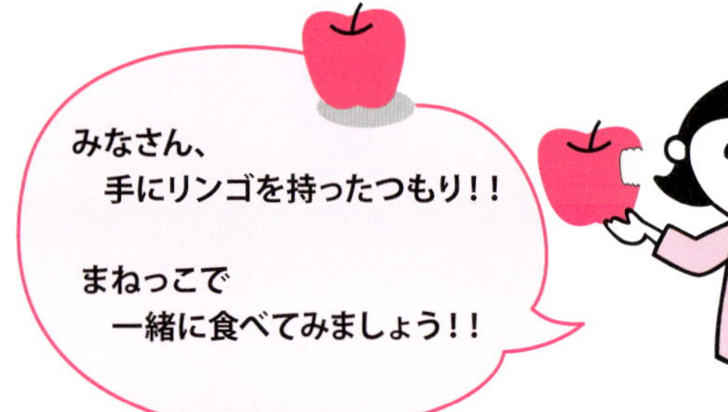

●奥歯の役割を理解する

奥歯は取り込んだ食材をかみ砕き、すりつぶす役割を果たします。

おろしがねや、すりこぎなどを紹介し、よくかむことで唾液と混合し、素材の味をしっかり引き出すことができ、また、飲み込みに役立つことを説明します。

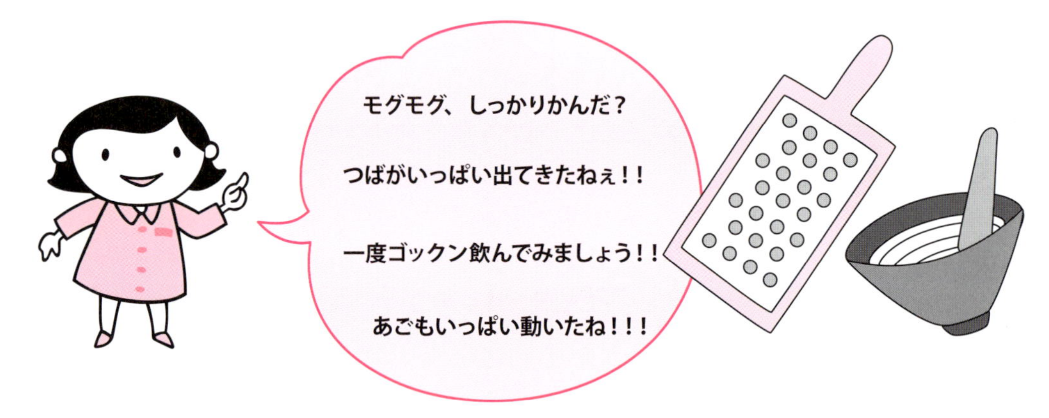

2. 好き嫌いをつくらない食育

バランスのとれた食生活は、歯の健康のみならず、心身の発達、その後の疾病予防に欠かせない習慣です。

好き嫌いをせず、バランスのとれた食生活を習慣にすることはとても重要です。かむこと（咀嚼）とのかかわりも織り交ぜながら説明します。

歯は硬いけど
1本ずつ生きています。
歯の1本1本は、
みなさんが食べるお野菜やお肉などから
栄養をもらって生きています！！
好き嫌いはしていませんかぁ？
ピーマンは大丈夫？
にんじんは？

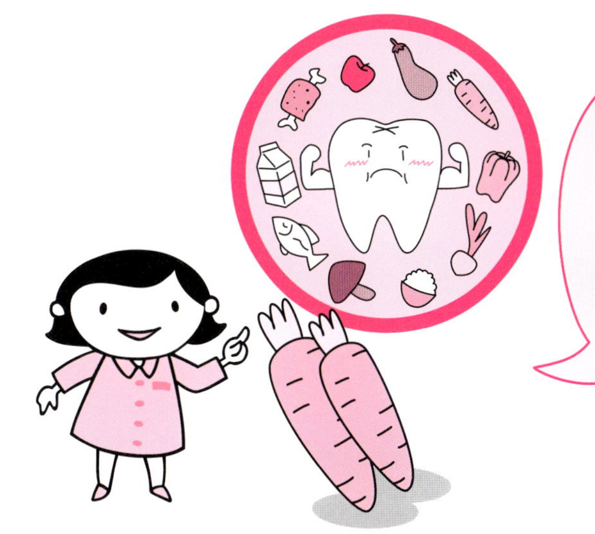

3. 食事と間食の規則的な習慣づけ

幼児期に、朝食・昼食・夕食の3回の規則正しい食習慣や、バランスのとれた食事の習慣を子ども自身で守ることは難しいことかもしれません。しかし、自立型健康観から考えると、間食のあり方を伝えることはできます。甘いものにかたよらない間食の質・量について説明します。

甘いおやつは
おなかいっぱいになります！！
たくさん食べると
夕ご飯は食べられるかなぁ？
ちょっとおなかがすいたら
おいもさんをすこしいかが？
小さいおにぎりもいいね！！

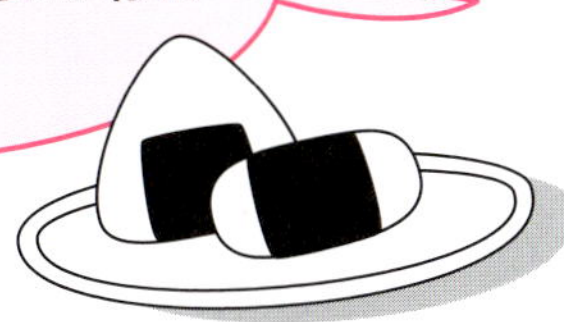

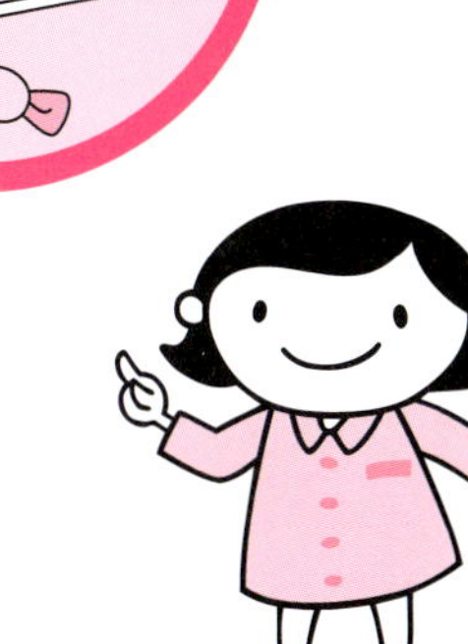

4. 乳歯のむし歯予防と管理

むし歯予防を伝えるには、なぜむし歯になるかを知ることが重要です。そのためには、今までの課題も踏まえ、物語などを用い、紙芝居やエプロンシアター、パネルシアターなどの視覚媒体で、わかりやすく説明すると効果的です。お話のなかで、むし歯にならないための生活習慣として「3つのお約束」をしていきます（p.35より、例となるお話を掲載しています）。

3つのお約束

①食べたら歯をみがこう！
（夜ねる前は必ずみがこう！）
②甘い飲み物や甘いおやつは少しにしよう！
（時間を決めてね）
③好き嫌いなく何でもよくかんで食べよう！
【p.14も見てね】

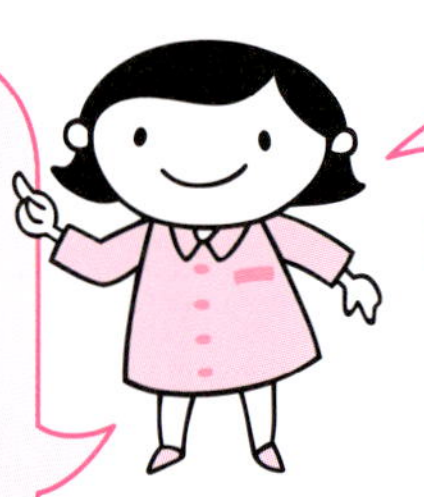

物語には

＊むし歯の成り立ち
＊甘いものの取り方
＊歯みがきの大切さ
＊バランスのとれた食事や、咀嚼の大切さ
など盛り込みましょう。

5-1. 歯・口の清掃の開始と習慣化（開始）

自分で歯をみがく第一歩となるこの時期は、的確にみがくという実技的な面よりも、自分でみがく習慣をつけることが重要です。鏡を見て、自分の口のなかを観察することも大切です。歯みがきが楽しくなるような説明をします。

歯・口の健康づくりの目標

＊嫌がらずに保護者と歯みがきができる。
＊食事の後に自分でも歯みがきをしようとする。
＊食べた後にブクブクうがいができる。

参考資料：文部科学省『「生きる力」をはぐくむ学校での歯・口の健康づくり』

5-2. 歯・口の清掃の開始と習慣化（習慣づけ）

幼児期の自立型健康観の育成はたいへん重要です。しかし、まだ完全に口のなかを清潔に保つことができるわけではありません。そのため、保護者による仕上げみがきが必要となります。仕上げみがきの必要性と、毎日続けることの大切さを説明します（仕上げみがきの詳細は、p.12参照）。

むし歯のバイ菌を
全部とるのは
難しいよ。
おうちの人に
仕上げみがきを
してもらおうね。

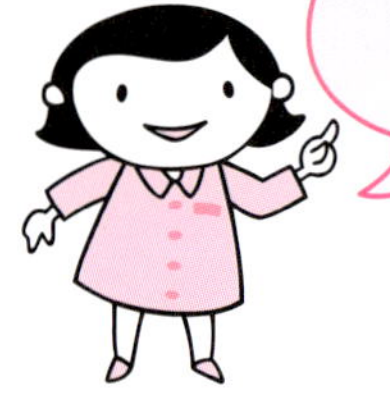

●歯みがきカレンダーの活用

歯みがきを継続し続けるためには、工夫も必要です。歯みがきカレンダーなどを用意し、歯みがきを頑張ったあとのお楽しみをつくりましょう。

歯みがきカレンダーは p.16、34、47に掲載しています。インターネット上にもさまざまなカレンダーが無料で公開されていますから、検索してみましょう。歯みがきのあとは、おうちの人と楽しく色ぬりしましょう！

6. 歯・口の外傷を予防する環境づくり

歯みがきの際に注意が必要なのが歯ブラシを持って起こる事故です。歯ブラシを持ち、口にくわえて、転ぶことで大変な事故につながります。日頃から ちょっとした心遣いで事故を防ぐことができます。まずは歯ブラシを短めに持たせてあげてください。

歯みがきソングを用いて、子どもたちに約束してもらってください!!
歯ブラシ持って遊ばない！
歯ブラシくわえ走らない！
歯ブラシ ガチガチかむのは止めよう　お約束！　イエ～イ！

ダメですよ！

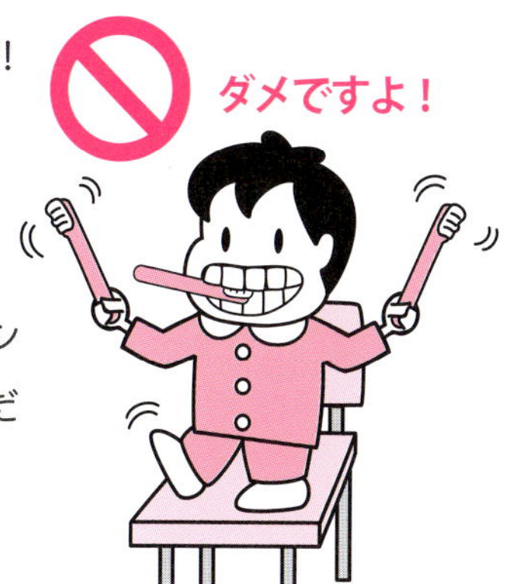

是非このフレーズを習慣にしてください。そして、園児が歯ブラシを持ったときには周りの大人の方は目を離さず見守ってあげていただきたいと思います。

7. 保護者向けのお話　お子さんのお口を守るために

保護者のみなさまは、雑誌やインターネットなどの情報媒体から、むし歯は［歯や唾液の質、細菌、食べ物（糖質・とくに砂糖）、時間］の４つの要因が重なりあって発生することを、すでに理解されている方も多いことでしょう（右図）。それを踏まえたうえで、日常生活で心がけてほしい項目を説明していきます。

むし歯発生の要因
歯や唾液の質
細菌
糖質 とくに砂糖
むし歯
時間

1）おやつの与え方

幼児期は、３度の食事だけでは十分な栄養がとれないために、補食という意味でおやつの時間があります。「おやつ＝甘いもの」だけではないことを、伝えていきましょう。

おやつの４つのポイント！
*時間を決める。
*量を決める。
*お砂糖の入った飲み物、お菓子を控える。
*組み合わせを工夫する。

2）バランスのよい食事

幼児期は、乳歯の歯の形はできあがっていますが、歯の根の部分が未完成な状態です。また、歯ぐきの下ではこれから生えてくる永久歯が、次々に形成されています。歯の健全な形成のために、バランスのよい食事は欠かせません。成長の著しいこの時期に、好き嫌いをつくらない食生活を習慣づけましょう。食品の栄養素について、子どもと話しをしながら、楽しく食卓を囲む工夫などもしてみましょう。

おいしいね！
カミカミしようね！
しっかり食べて
元気なからだ！

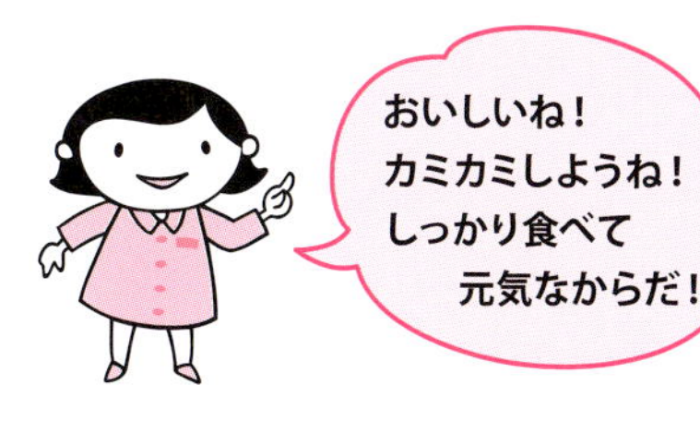

3）食べるときの正しい姿勢

最近、耳にするようになった事故に窒息があります。許容量を超えた食品を口のなかに入れ、無理に飲み込んだり、かまずに飲み込んでしまい、そのまま気道をふさぐような事故につながっているようです。よくかむことの大切さや、適量を食することを伝え、食べるときの姿勢にも注意するよう心がけましょう。

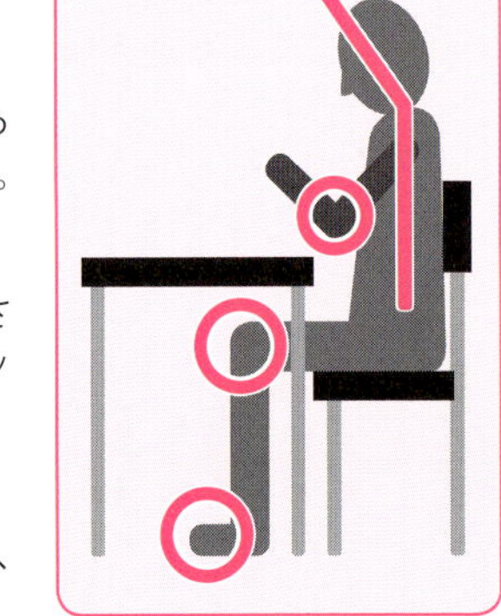

＊食べるときに口を上手に動かせる姿勢

上体をやや前に倒しぎみに。ひじやひざの関節がほぼ直角になり、足底が床にしっかりと接地した姿勢です。体の大きさにあった高さのイスとテーブルが理想的です。

＊箸を上手に使うコツ

茶碗を手に持ち、口の近くの位置で固定し、箸で茶碗のなかにある食べ物をはさみ、口に運んで食べます。箸の、①持ち方、②動かし方、③食器の位置がチェックポイントです。

＊コップから上手に水を飲むコツ

量を調節し、こぼさず飲むポイントは、顔を上に向けないようにしてコップを傾け、上唇をぬらしながら飲むことです。

日本学校保健会『歯・口の健康と食べる機能Ⅱ』「正しい食べ方」より引用改変

4）仕上げみがきの実際

むし歯予防には、仕上げみがきが欠かせません。しかし、そのつど大泣き・大あばれという話もよく耳にします。もしかしたら、仕上げをしてくれている人の顔が怖かったとか、痛かったとか、何か原因があるかもしれません。無理やりではなく、お子さんに何が嫌だったか聞いてみたり、どうすればできるかなど、話してみるのもよいかもしれません。多くの場合、時期がくればウソのように仕上げみがきができるようになりますから、あまり心配しなくてもよいでしょう。

仕上げみがきは明るい場所で行いましょう。歯ブラシを歯に直角に当て、力を抜き、小刻みに、みがき残しのないようにして丁寧にみがきましょう。仕上げみがきは、子どもの歯（乳歯列）が大人の歯（永久歯列）にすべて生え変わる時期まで続けられると理想的です。口のなかの観察は、小学校高学年になっても、少なくとも週に１～２回は行いましょう。

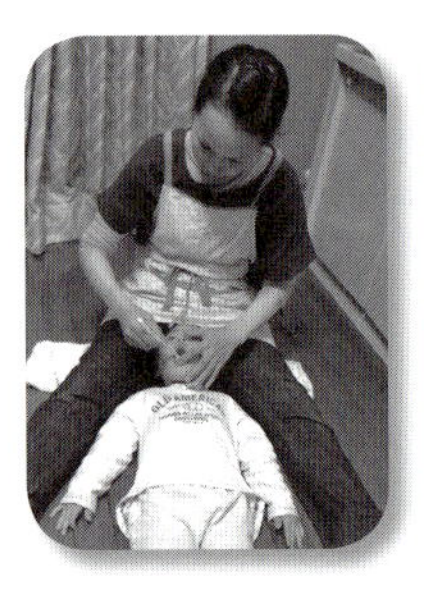

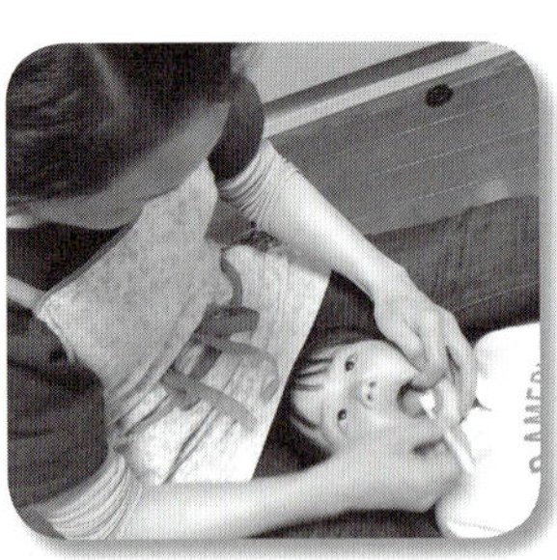

おうちの人と
楽しいスキンシップ！

歯と歯の間は
フロスできれいに！

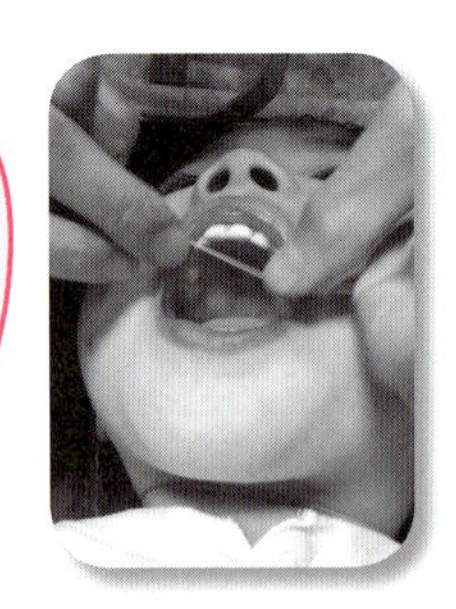

●歯みがき剤の使い方（1）

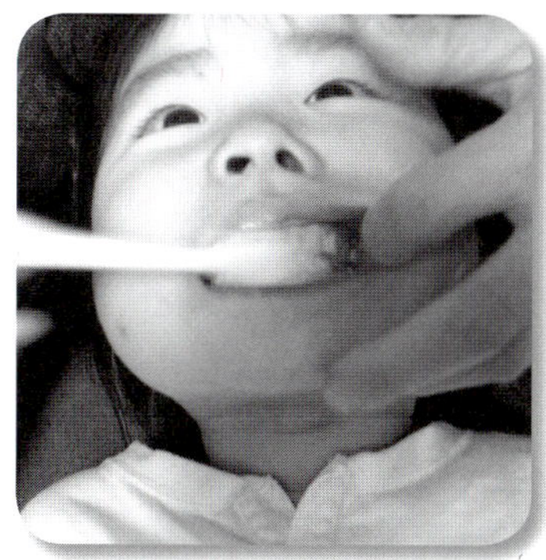

①歯みがき剤で2分間ぬりぬり。

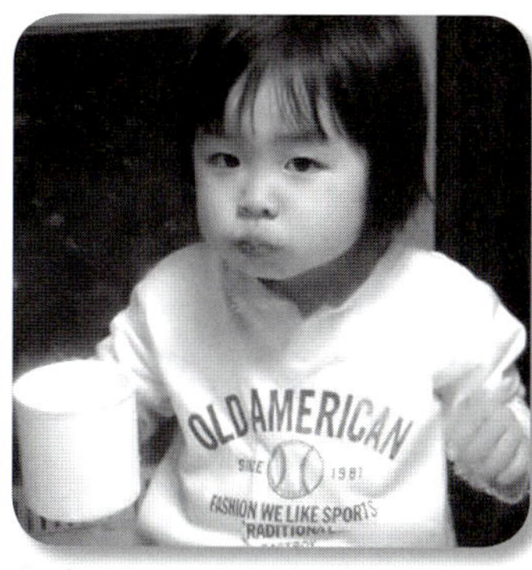

②ブクブク1回。

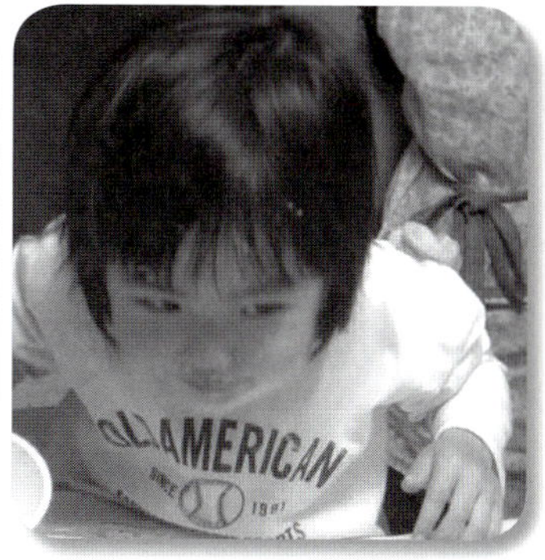

③はい！　おしまい。

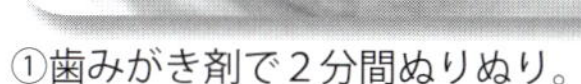

●歯みがき剤の使い方（2）

うがいができるようになったら、フッ化物（フッ素）配合の歯みがき剤を使い、丈夫な歯をつくりましょう。うがいができない幼児は、泡状のフッ化物配合歯みがき剤や液体のフッ化物スプレーを用いることができます。どちらも、口のなかに残るフッ化物の量は少なく、吐き出しができなくても使うことができます。また、歯みがき後、1～2時間程度は飲食を避けると、フッ化物の効果が高まります。

歯みがき剤の使用量や洗口その他の注意事項を、下の表にまとめました。

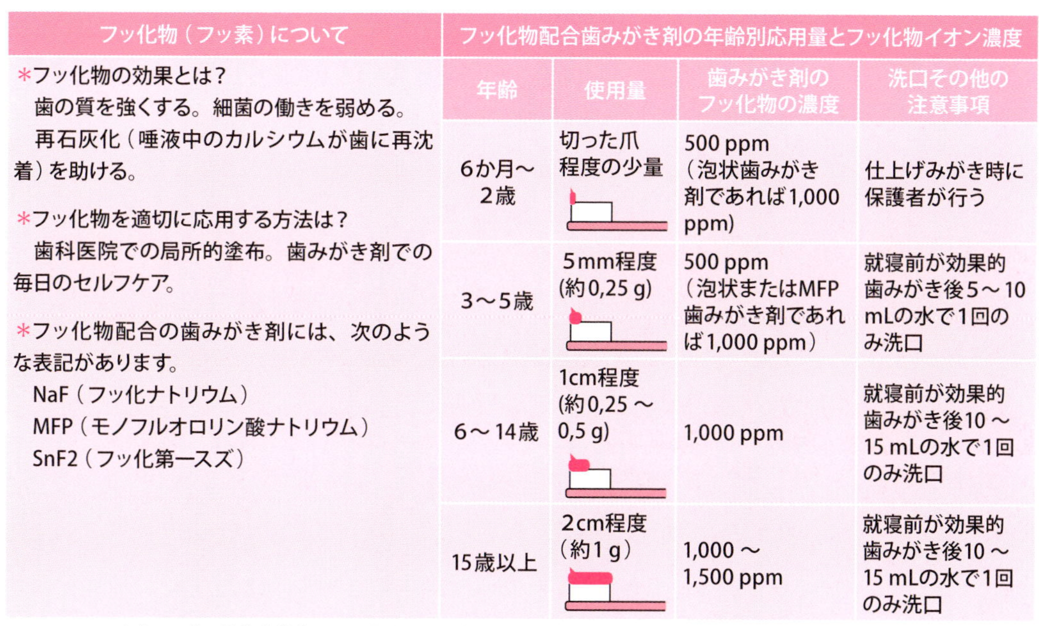

フッ化物（フッ素）について
＊フッ化物の効果とは？ 歯の質を強くする。細菌の働きを弱める。 再石灰化（唾液中のカルシウムが歯に再沈着）を助ける。
＊フッ化物を適切に応用する方法は？ 歯科医院での局所的塗布。歯みがき剤での毎日のセルフケア。
＊フッ化物配合の歯みがき剤には、次のような表記があります。 NaF（フッ化ナトリウム） MFP（モノフルオロリン酸ナトリウム） SnF2（フッ化第一スズ）

フッ化物配合歯みがき剤の年齢別応用量とフッ化物イオン濃度			
年齢	使用量	歯みがき剤のフッ化物の濃度	洗口その他の注意事項
6か月～2歳	切った爪程度の少量	500 ppm（泡状歯みがき剤であれば1,000 ppm）	仕上げみがき時に保護者が行う
3～5歳	5mm程度（約0,25 g）	500 ppm（泡状またはMFP歯みがき剤であれば1,000 ppm）	就寝前が効果的 歯みがき後5～10 mLの水で1回のみ洗口
6～14歳	1cm程度（約0,25～0,5 g）	1,000 ppm	就寝前が効果的 歯みがき後10～15 mLの水で1回のみ洗口
15歳以上	2cm程度（約1 g）	1,000～1,500 ppm	就寝前が効果的 歯みがき後10～15 mLの水で1回のみ洗口

出典：日本口腔衛生学会 フッ化物応用委員会 編，う蝕予防の実際「フッ化物局所応用実践マニュアル」より引用改変

※フッ化物濃度1,000～1,500 ppmの薬用歯みがき類の使用に関しての注意（厚生労働省通知）

・6歳未満の子どもには使用を控える。
・6歳未満の子どもの手の届かない所に保管する。

5）指しゃぶりについて

指しゃぶりは長い間続けていると、歯並びに影響する場合があります。気になる場合には、3歳児健診の際や、母子保健センターなどの関係機関でご相談ください。

6）かかりつけの歯科医院をもとう

歯科医院で定期的にクリーニングをしたり、局所的なフッ化物塗布、予防填塞（てんそく）（シーラント；主に臼歯の溝を人工的に封鎖すること）を行うことは、むし歯予防にたいへん効果的です。何でも相談のできる歯科医師や歯科衛生士とともにお子さんの歯を守ることは、大きな宝物になることでしょう。

7）家族みんなで健康管理

歯みがきや食事の習慣は、おうちの方がお手本となります。自らの生活習慣を配慮し、お子さんと一緒にバランスのとれた食事、睡眠、そして歯みがき習慣をつけていきましょう。

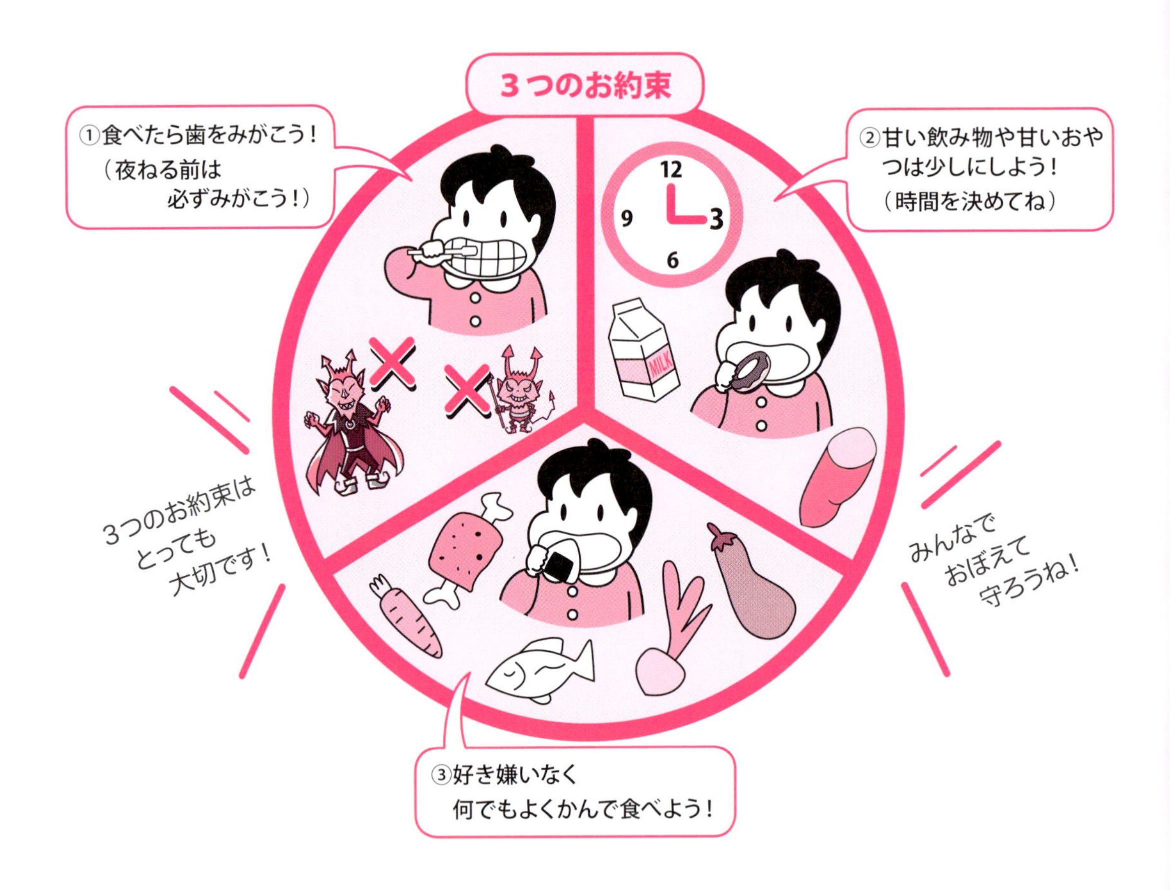

いよいよ歯みがき指導の実践へ!!

では次のページから、歯みがきの実践をはじめていきましょう。年齢や、園での取り組み、子どもたちの習熟度に違いがあると思います。そこで習熟度別に「はじめてコース」、「すごいぞコース」、「はりきりコース」、「＋（プラス）かんぺきコース」に分け、実際のタイムスケジュールに沿った指導方法を掲載しました。それぞれの園や子どもたちの状況に合わせたコースを選び、進めてください。

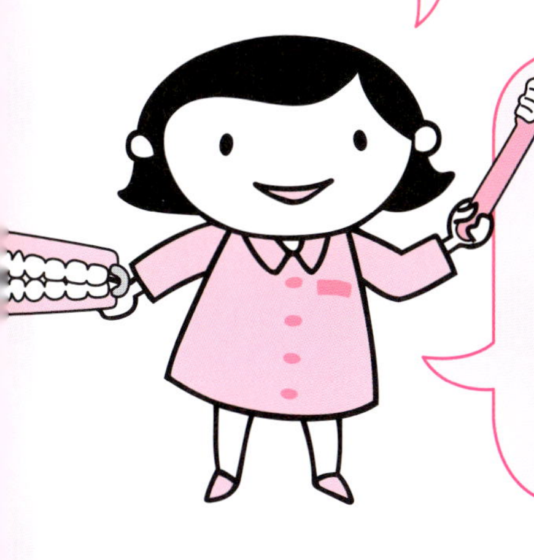

指導の際には、以下の点に注意しましょう

＊エプロンシアターやパネルシアター、紙芝居などを用いて、歯みがきに興味をもってもらえるように園児の反応に合わせ楽しく進めましょう。

＊子どもの目線で、語りかけるようにわかりやすい言葉で伝えるようにしましょう。

＊指導用顎模型がある場合は右手に、指導用歯ブラシは左手に持ち、子どもたちと同じ動きにしましょう。

＊指導用顎模型、指導用歯ブラシの位置に気をつけましょう。

●歯みがきの順序について

歯みがきの際、みがく順番に決まりはありませんが、本書では、子どもたちの手が動きやすい流れを掲載しています。すべての年齢で、かむ面（咬合面（こうごうめん））を最初にみがきます。

初めての１人みがきとなる３歳児には、とくにやさしい流れを重視しています。上の歯と下の歯をかんだ状態で、一緒に前歯→左奥歯の表側→右奥歯の表側という順序にしています。

歯みがきに少し慣れた４歳児では、上の歯と下の歯を別々にみがきます。前歯の裏側にも挑戦しています。

毎日の歯みがきにも慣れ、理解力もつく５歳児では、みがく場所も増えてきます。みがき残しがないようにしましょう。上の歯、下の歯の表側をみがいたあとに、上の裏側、下の裏側をみがいていきます。第１大臼歯（６歳臼歯）のみがき方も覚えましょう。p.30では、５歳児の歯みがきの順番を図にして掲載しています。拡大して貼り出すなどすると、子どもたちにもわかりやすいでしょう。３歳児、４歳児用の歯みがきの順番は、ダウンロードページに掲載しています。

きれいになると気持ちがいいよ！

第１大臼歯（６歳臼歯）が生えてきたときのみがき方で歯みがきしていま～す。

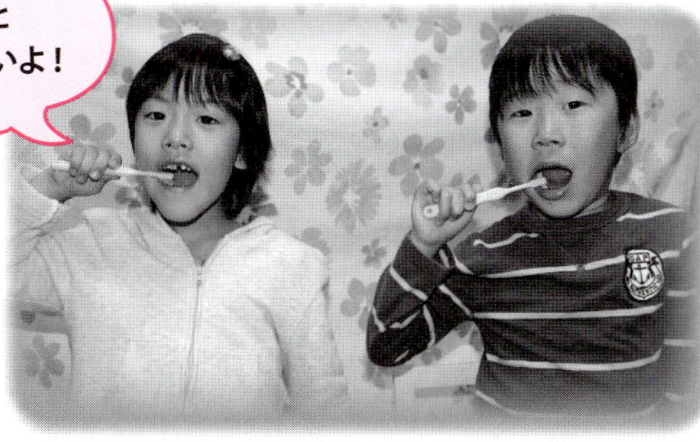

＊はみがきカレンダー① コピーしてご利用ください。ダウンロードすることもできます。

インターネット上でも、さまざまなカレンダーが無料で公開されています。検索してみましょう。

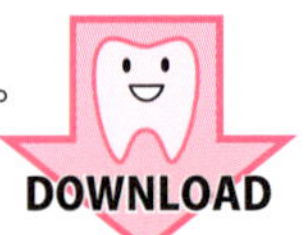

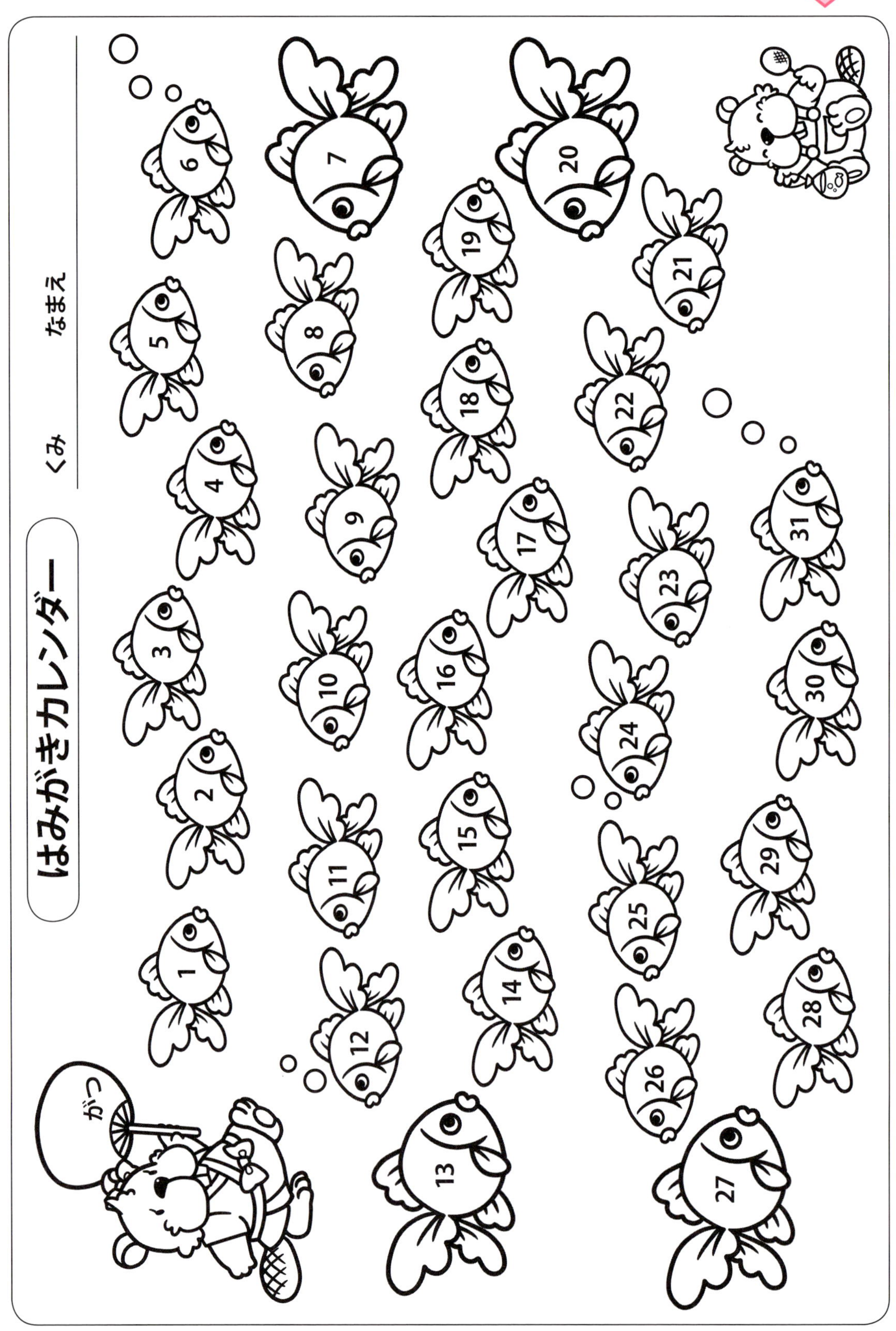

＊ three years old ＊

はじめてコース

3歳児（年少児）の歯みがきの実際

集団ではじめての「１人みがき」の練習です。しっかりと歯垢をとる歯みがきというよりも「食べたら歯みがきしようね！」という習慣を身につけてもらうための歯みがき指導です。みがく場所を決め、順序立ててみがきましょう。まずは、歯ブラシの持ち方、かみ合わせのみがき方、歯の表側（唇側・頬側）のみがき方を学習します。

自分で歯をきれいにした喜びを感じられるように、指導者はできたことをしっかりほめてあげましょう。ただ、歯の裏側（舌側・口蓋側）は自分でみがいていませんので、おうちの人が行う仕上げみがきの重要性を必ずつけ加えてください。

さあ！
はじめての歯みがき練習
はじめましょう！
お友だちも一緒にね！

「食べたら歯みがきしよう！」の習慣づけを
＊ エプロンシアター ＊ パネルシアター ＊ 紙芝居 ＊
などで、楽しく伝えていきましょう！

※以降、４つのコースに分かれていますが、導入部分は全園児一緒に参加し、その後コース別（年齢別）に分かれ、時間差で実施したり、日を改めて実施するなどしてもよいでしょう。
園や指導者の都合に合わせて行ってください。

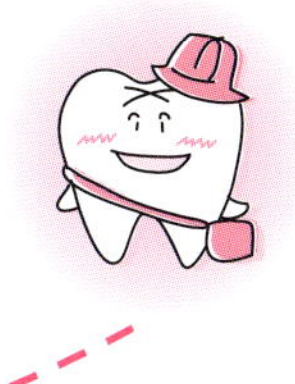

タイムスケジュール	指導内容（全体で約25分間）	留意点
開始前準備	実施場所：ホールまたは教室 ＊パネルの設置 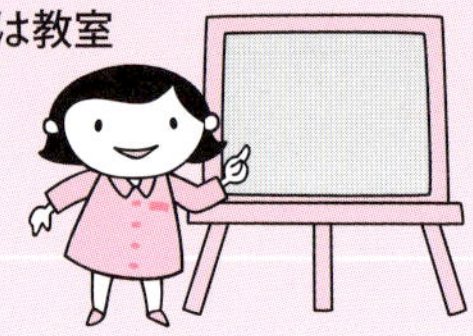	＊横に広がらない工夫。 ＊クラス編成の確認。 ＊パネル位置の確認。
導入 約17分	着席	＊聞く姿勢をつくるための工夫。
	1．歯の役目について 食べ物を食べる（かみ切る、すりつぶす）	＊ p. 8参照。
	2．媒体の使用：パネルシアター・紙芝居など 【３つのお約束を盛り込む】 ①食べたら歯をみがこう！ （夜ねる前は必ずみがこう） ②甘い飲み物や甘いおやつは少しにしよう！ （時間を決めてね） ③好き嫌いなく何でもよくかんで食べよう！	※パネルシアターや紙芝居に利用できるお話を、p. 35より掲載しています。 ＊楽しい雰囲気づくり。 ＊セリフに頼らずアドリブもＯＫ。 ＊園児の反応を見ながら進める。
歯みがき指導 約８分 （つづく）	1．持ち方の練習：パームグリップで **「こんにちは」の持ち方** 歯ブラシの先（植毛部）と向き合う。 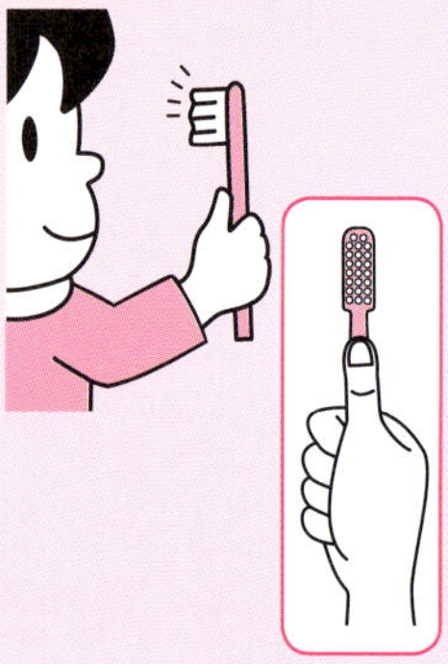 **「さようなら」の持ち方** 歯ブラシの先（植毛部）が外側を向いている。 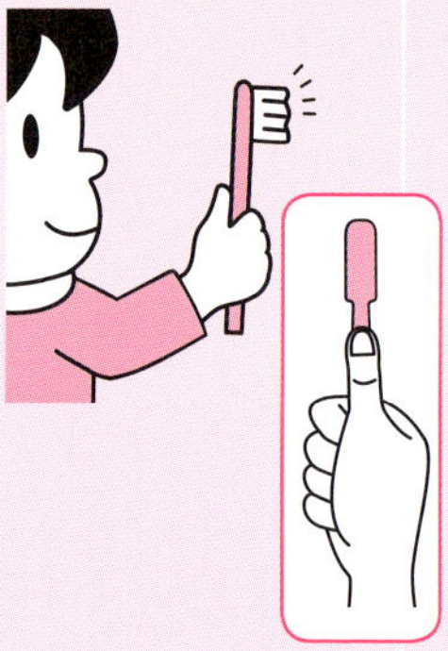	＊親指をしっかり使って握っているかを確認する（握る力を安定させる）。 ＊指導用顎模型がある場合は右手に、指導用歯ブラシは左手に持つ。 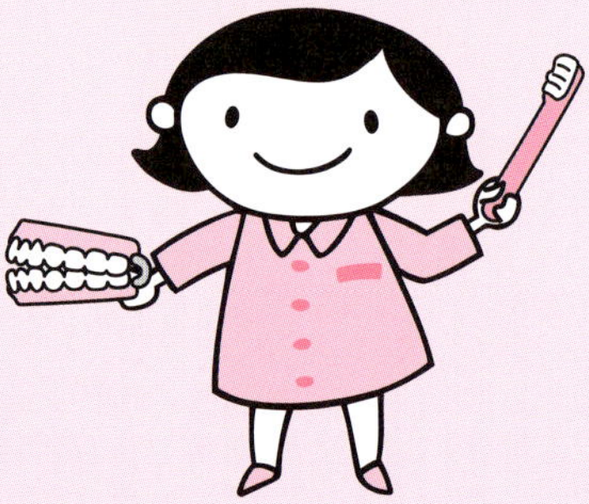
	2．歯ブラシを持っているときの注意（約束事項） ①口に入れた状態で遊んだり、歩いたりしない。 歯ブラシを口に入れたままイスから立ち上がったり、歩いたりすると、思わぬ事故につながることがあるため。 ②歯ブラシをかまない。 かんでしまうと、植毛部がすぐに開いてしまうため。 ③口以外に触れない。 歯ブラシで机などをこすってしまうと不衛生であるため。	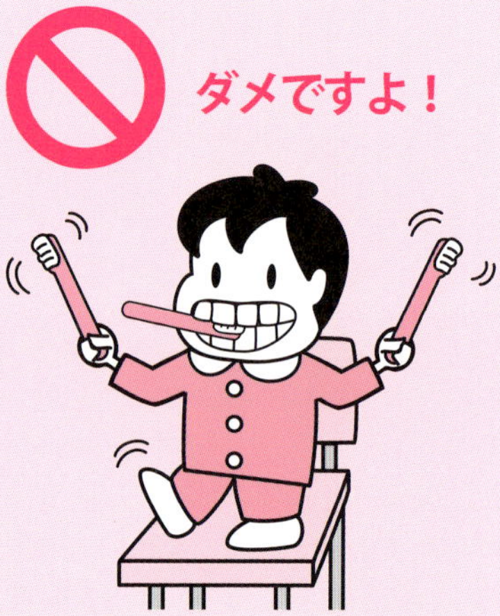 ダメですよ！

タイムスケジュール	指導内容（全体で約25分間）	留意点
歯みがき指導（つづき）	3．歯みがきの練習 ①下の奥歯のかみ合わせ（下顎乳臼歯部咬合面） 「こんにちは」の持ち方で、左下→右下	＊歯ブラシは、シャカシャカと小刻みに動かすようにする。 ＊「アーン」と口を開いて行う。
	②上の奥歯のかみ合わせ（上顎乳臼歯部咬合面） 「さようなら」の持ち方で、右上→左上	
	③上下の前歯（上顎・下顎乳前歯部） 「こんにちは」の持ち方で、上下一緒に	＊上下の歯を一緒にみがくため、「イー」と閉じた口で行う。
	④奥歯の表側（上顎・下顎乳臼歯部頬側） 「こんにちは」の持ち方で、左側 「さようなら」の持ち方で、右側	＊歯ブラシがしっかり頬と歯の間に入っているかを確認する。「イー」と閉じた口で行う。
	4．うがいの練習（ブクブクうがいの練習） ＊水を使わない模擬練習を行う。 ①手にコップを持ったつもりで、口に空気を入れる。 ②左右のホッペを膨らませたり、へこませたりする。	＊口のまわりの筋肉（口輪筋）を鍛え、食べこぼしを予防する効果も期待できる。 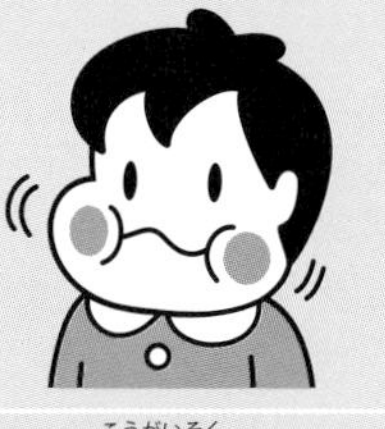
まとめ	5．仕上げみがきの約束 ＊自分でみがいたあとは、必ず家の人に仕上げみがきをしてもらうよう約束をする。	＊上の歯の裏側（口蓋側）と、下の歯の裏側（舌側）は、まだみがいていないことを示し、仕上げみがきの必要性を話す。

はじめてコース

はみがきシュッシュ

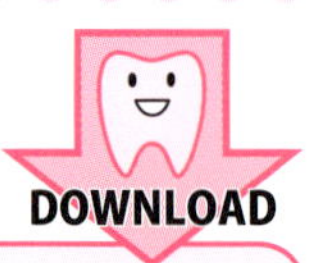

うたに合わせて歯みがきしよう！
〈※は解説です。歌詞には含まれていません〉

＊ラップ調の歯みがきソング「はみがきシュッシュ」です。
＊音源は、ダウンロードすることができます。
＊歌詞カード・歯みがき順シート入りの音源CDをご希望の場合は、お名前とご連絡先 Fax 番号をご記入のうえ、公益社団法人 東京都歯科衛生士会（Fax番号：03-5689-4312）までお申込ください。
700円（送料込）にてお送りいたします。

３歳のみんな　歯みがきはじめるよ！
歯ブラシ持って遊ばない！（遊ばない）
歯ブラシくわえて走らない！（走らない）
歯ブラシガチガチかむのはやめよう！
お約束　イエイ！

はじめはかむところからね！　アーンのお口で

〈※左下の奥歯からはじめてください。
歌がはじまると同時に、優しく歯ブラシを
動かしてください〉

①下の奥歯の　溝溝シュッシュ　溝シュッシュ
②反対奥歯も　溝溝シュッシュ　溝シュッシュ

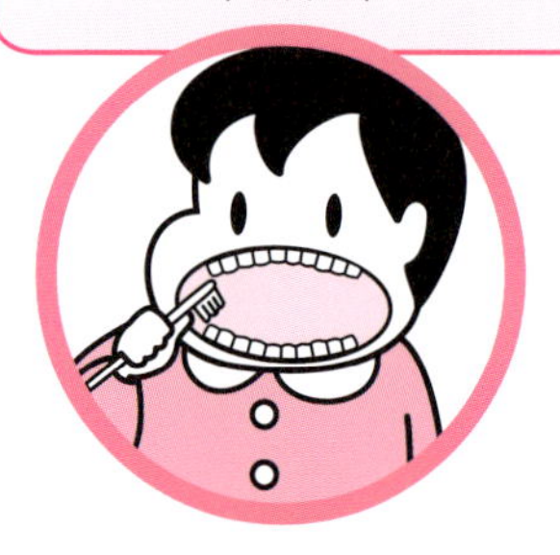

〈※右上の奥歯に行きます〉

③上の奥歯の　溝溝シュッシュ　溝シュッシュ
④反対奥歯も　溝溝シュッシュ　溝シュッシュ
溝溝きれいになりました
表もきれいにみがきましょう

イーのお口で！
⑤上下一緒に　前歯シュッシュ　前シュッシュ

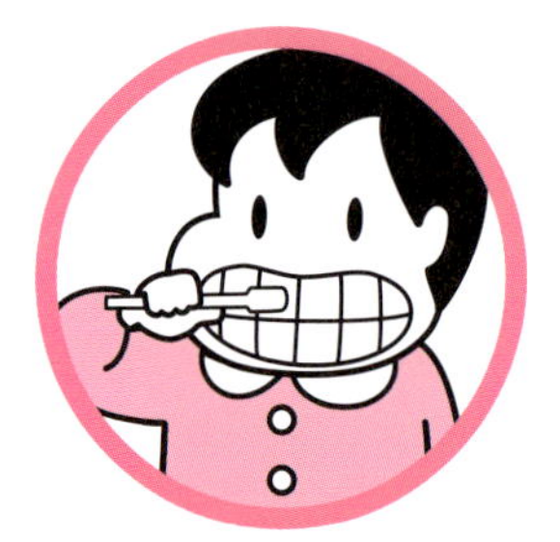

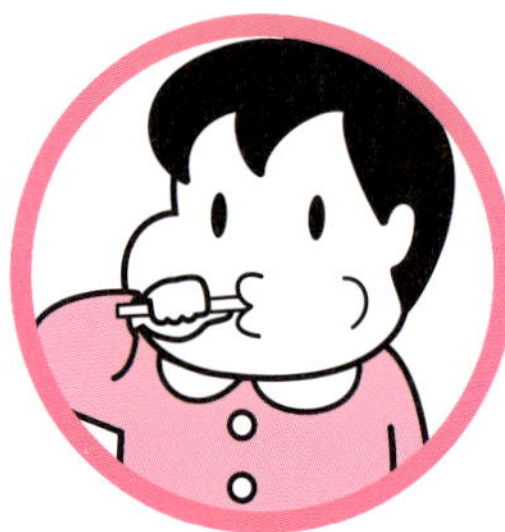

〈※左に進む〉

⑥ホッペのなかで　横横シュッシュ　横シュッシュ
⑦反対のホッペも　横横シュッシュ　横シュッシュ

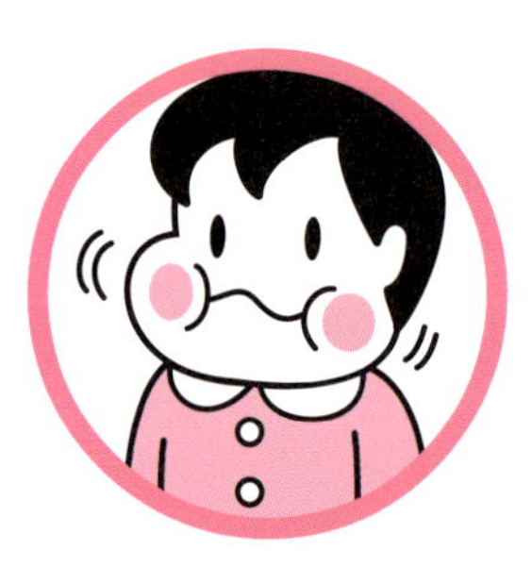

は～い！　上手にみがけました！
みがいたあとは　ブクブク　ペ～
お口をとじて　ブクブクブーク
ホッペのなかで　ブクブクブーク
最後は静かに　ブクブク　ペ～
きれいになったね　ピッカピカ！
やったー！

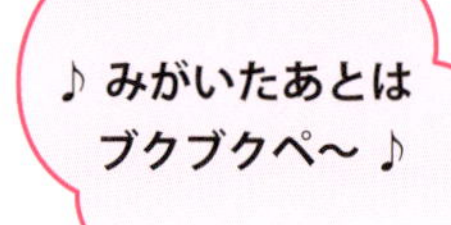

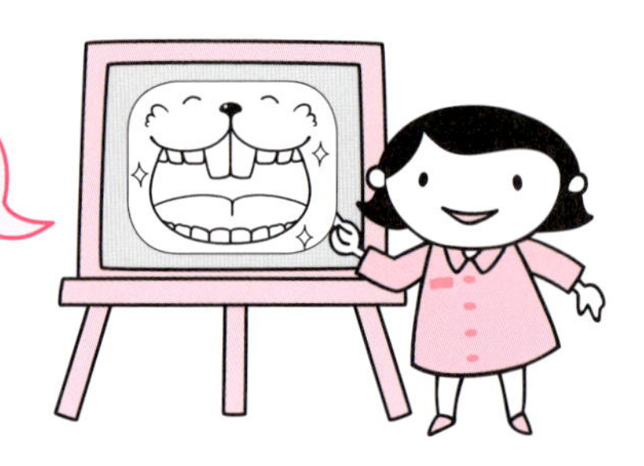

＊ four years old ＊

すごいぞコース

4歳児（年中児）の歯みがきの実際

自分でみがく「１人みがき」の習慣が根づいたあと、歯垢を除去するみがき方を身につけるために、的確に順序立ててみがくことを実習します。上下の歯をグループごとに分けて、みがく部分を増やしていきます。

さあ！
1歩進んで
上の歯と下の歯を分けて
みがいてみよう！

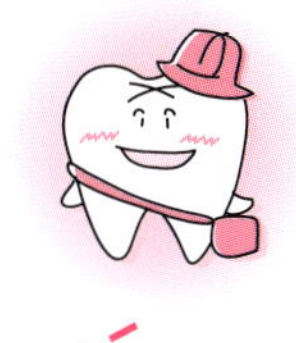

タイム スケジュール	指導内容（全体で約30分間）	留意点
開始前準備	実施場所：ホールまたは教室 ＊パネルの設置 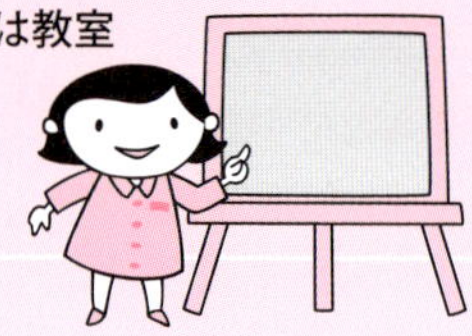	＊横に広がらない工夫。 ＊クラス編成の確認。 ＊パネル位置の確認。
導入 約20分	着席	＊聞く姿勢をつくるための工夫。
	1．歯の役目について 食べ物を食べる（かみ切る、すりつぶす）	＊ p. 8参照。
	2．媒体の使用：パネルシアター・紙芝居など 【３つのお約束を盛り込む】 ①食べたら歯をみがこう！ （夜ねる前は必ずみがこう） ②甘い飲み物や甘いおやつは少しにしよう！ （時間を決めてね） ③好き嫌いなく何でもよくかんで食べよう！	※パネルシアターや紙芝居に利用できるお話を、p. 35より掲載しています。 ＊楽しい雰囲気づくり。 ＊セリフに頼らずアドリブもＯＫ。 ＊園児の反応を見ながら進める。
歯みがき指導 約10分 （つづく）	1．持ち方の練習：パームグリップで **「こんにちは」の持ち方** 歯ブラシの先（植毛部）と向き合う。 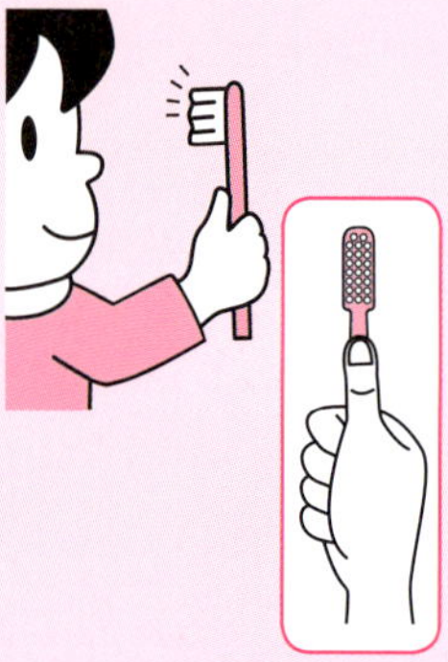 **「さようなら」の持ち方** 歯ブラシの先（植毛部）が外側を向いている。 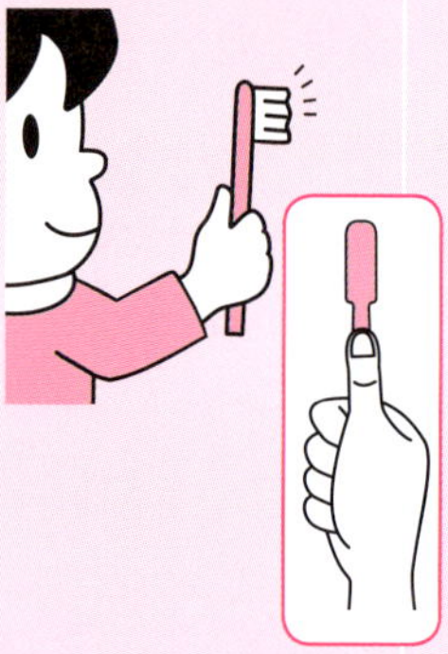	＊親指をしっかり使って握っているかを確認する（握る力を安定させる）。 ＊指導用顎模型がある場合は右手に、指導用歯ブラシは左手に持つ。 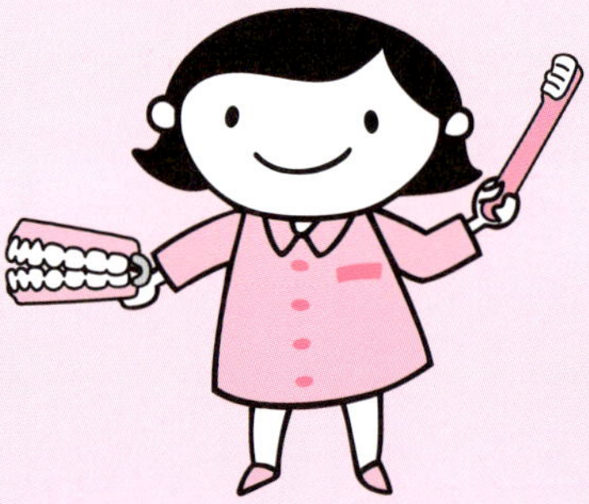
	2．歯ブラシを持っているときの注意（約束事項） ①口に入れた状態で遊んだり、歩いたりしない。 歯ブラシを口に入れたままイスから立ち上がったり、歩いたりすると、思わぬ事故につながることがあるため。 ②歯ブラシをかまない。 かんでしまうと、植毛部がすぐに開いてしまうため。 ③口以外に触れない。 歯ブラシで机などをこすってしまうと不衛生であるため。	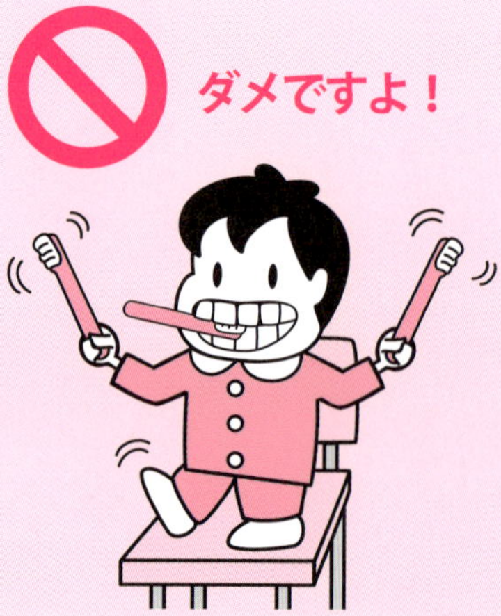 ダメですよ！

タイムスケジュール	指導内容（全体で約30分間）	留意点
歯みがき指導 （つづき）	3．歯みがきの練習 ①下の奥歯のかみ合わせ（下顎乳臼歯部咬合面） 「こんにちは」の持ち方で、左下→右下 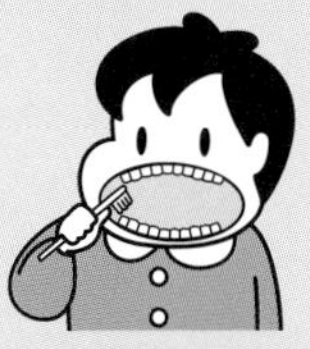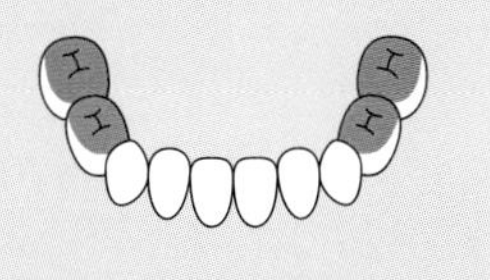 ②上の奥歯のかみ合わせ（上顎乳臼歯部咬合面） 「さようなら」の持ち方で、右上→左上 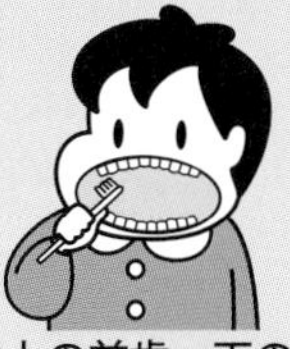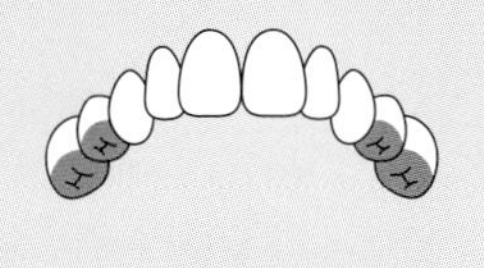 ③上の前歯、下の前歯（上顎・下顎乳前歯部） 「こんにちは」の持ち方で、上の前歯→下の前歯 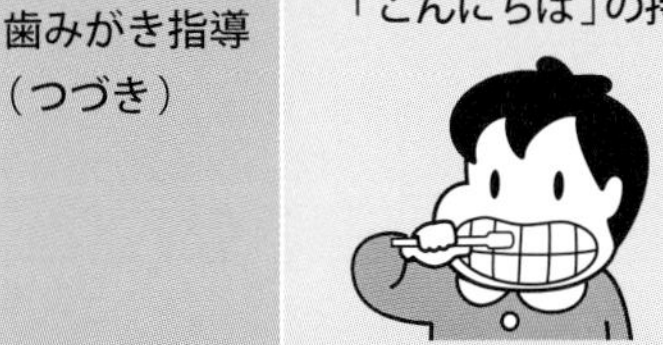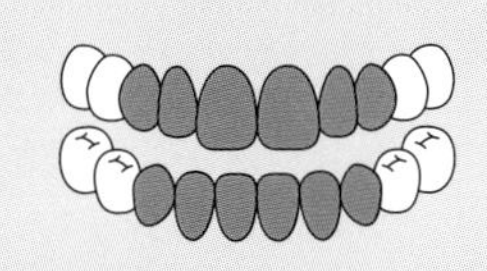 ④奥歯の表側　上・下を分けて （上顎・下顎乳臼歯部頬側） 「こんにちは」の持ち方で、左下奥歯→左上奥歯 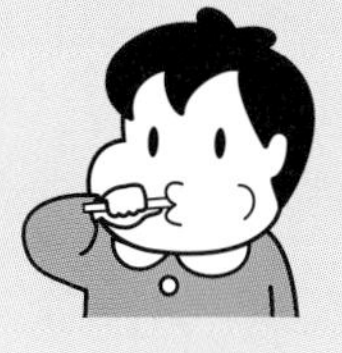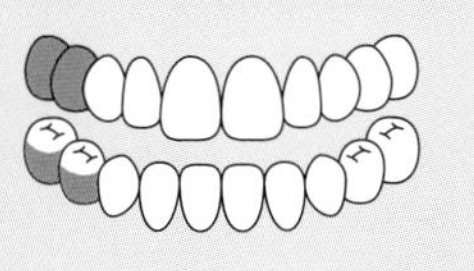 「さようなら」の持ち方で、右上奥歯→右下奥歯 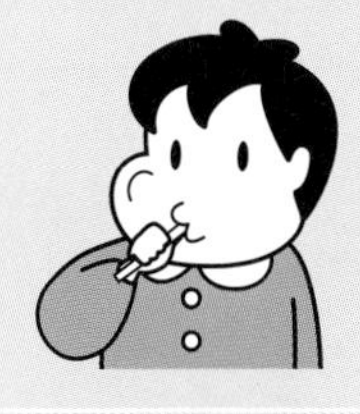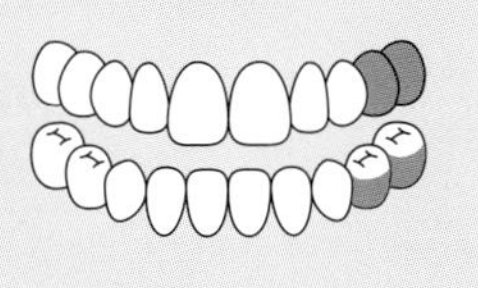	＊歯ブラシは、シャカシャカと小刻みに動かすようにする。 ＊「アーン」と口を開いて行う。 ※①②は、『はじめてコース』と同じ。 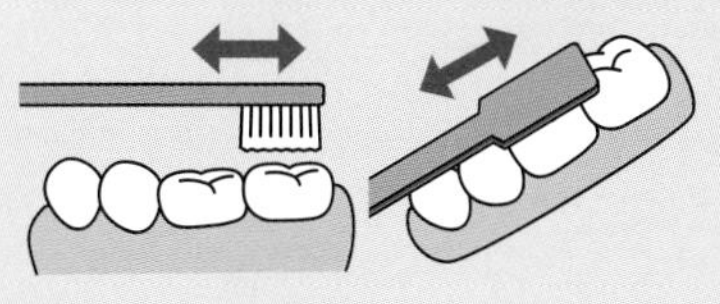 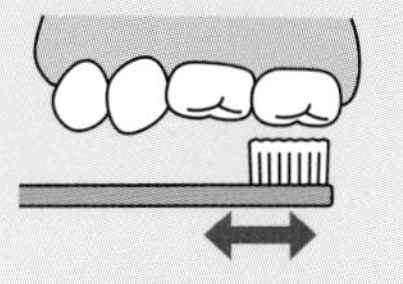 ＊上の前歯は「イー」と閉じた口で行う。 ＊下の前歯は少し口を開いて行う。 ＊ひじを上げ、横から歯ブラシを入れるようにする。 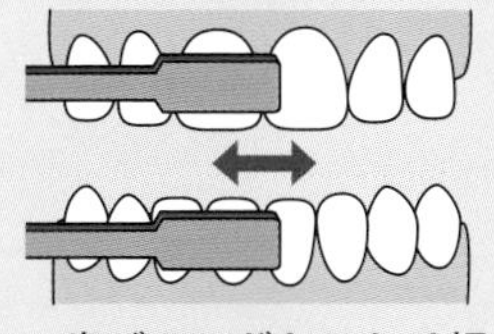 ＊歯ブラシがしっかり頬と歯の間に入っているかを確認する。 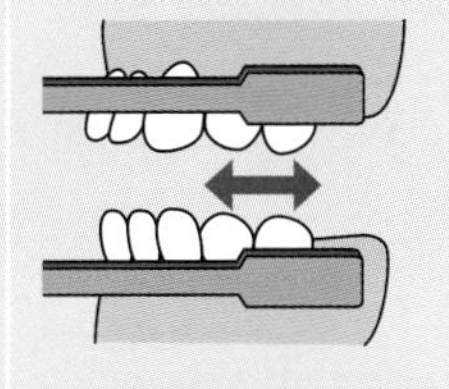 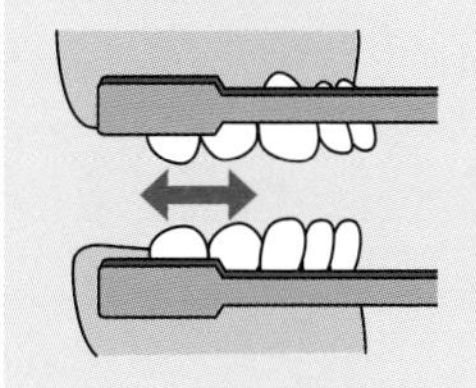
	⑤上の前歯の裏側（上顎前歯部口蓋側） 「さようなら」の持ち方で 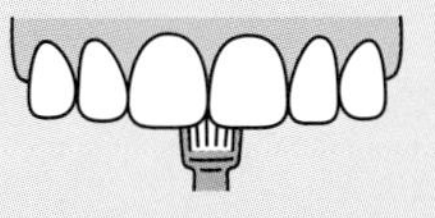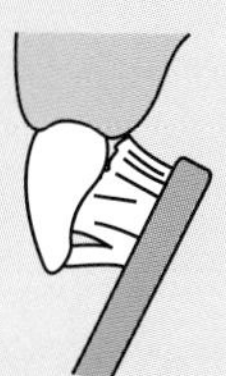 ⑥下の前歯の裏側（下顎前歯部舌側） 「こんにちは」の持ち方で 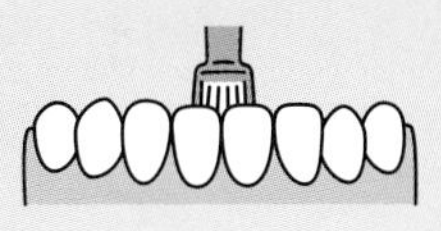	※⑤⑥は、習熟度により、できるようであれば行ってください。 ＊丁寧に、1本1本 当たっているかを確認する。

次のページにつづく

タイムスケジュール	指導内容（全体で約30分間）	留意点
歯みがき指導（つづき）	4．うがいの練習（ブクブクうがいの練習） ＊水を使わない模擬練習を行う。 ①手にコップを持ったつもりで、口に空気を入れる。 ②左右のホッペを膨らませたり、へこませたりする。	＊環境が整う場合は、水を使ったうがいの練習をしてみましょう。
まとめ	5．仕上げみがきの約束 ＊自分でみがいたあとは、必ず家の人に仕上げみがきをしてもらうよう約束をする。	

すごいぞコース

はみがきシュッシュ

うたに合わせて歯みがきしよう！
〈※は解説です。歌詞には含まれていません〉

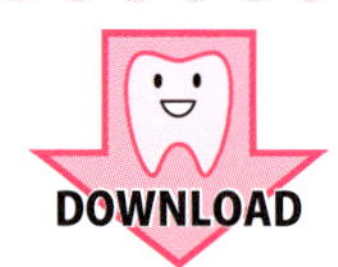

4歳のみんな　歯みがきはじめるよ！

歯ブラシ持って遊ばない！（遊ばない）

歯ブラシくわえて走らない！（走らない）

歯ブラシガチガチかむのはやめよう！

お約束　イエイ！

はじめはかむところから！　アーンのお口で

〈※左下の奥歯からはじめてください。
歌がはじまると同時に、優しく歯ブラシを
動かしてください〉

①下の奥歯の　溝溝シュッシュ　溝シュッシュ

②反対奥歯も　溝溝シュッシュ　溝シュッシュ

〈※右上の奥歯に行きます〉

③上の奥歯の　溝溝シュッシュ　溝シュッシュ

④反対奥歯も　溝溝シュッシュ　溝シュッシュ

溝溝きれいになりました

表もきれいにみがきましょう

イーのお口で！

⑤上の前歯を　横横シュッシュ　横シュッシュ

少し開いて！

⑥下の前歯も　横横シュッシュ　横シュッシュ

そのまま奥へ！

⑦左ホッペで　横横シュッシュ　横シュッシュ

⑧上のホッペを　横横シュッシュ　横シュッシュ

右側

⑨反対ホッペも　横横シュッシュ　横シュッシュ

⑩下のホッペも　横横シュッシュ　横シュッシュ

表がきれいになりました

前歯の裏もみがきましょう

〈※⑪⑫は習熟度に合わせて行ってください〉

⑪上の裏側　縦縦シュッシュ　縦シュッシュ

⑫下の裏側　縦縦シュッシュ　縦シュッシュ

は〜い！　上手にみがけました！

みがいたあとは　ブクブク　ペ〜

お口をとじて　ブクブクブーク

ホッペのなかで　ブクブクブーク

最後は静かに　ブクブク　ペ〜

きれいになったね　ピッカピカ！

やったー！

＊ five years old ＊

はりきりコース

5歳児（年長児）の歯みがきの実際

自分でみがく「１人みがき」の習慣が根づき、歯垢を除去するみがき方を身につけたあと、さらにみがく部位を増やして実習します。また、もうすぐ第１大臼歯（６歳臼歯）が生えてきます。大切な第１大臼歯が生えてくる場所やみがき方を、知識として知ることは重要です。このコースでは、第１大臼歯の役割やみがき方も説明します。

そろそろ大人の歯が
生えてくる時期です！

第１大臼歯のみがき方を
おぼえましょう！

きれいにみがけたあとのツルツル感、
気持ちよさを感じてね！

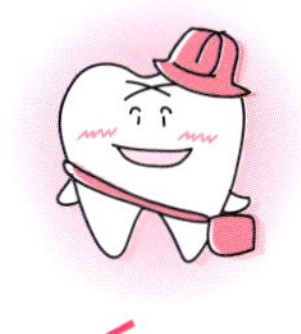

タイム スケジュール	指導内容（全体で約50分間）	留意点
開始前準備	実施場所：ホールまたは教室 ＊パネルの設置 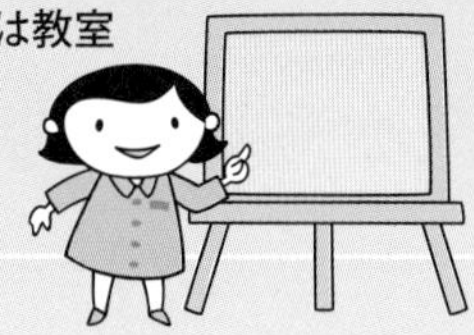	＊横に広がらない工夫。 ＊クラス編成の確認。 ＊パネル位置の確認。
導入 約20分	着席	＊聞く姿勢をつくるための工夫。
	1．歯の役目について 食べ物を食べる（かみ切る、すりつぶす）	＊ p. 8参照。
	2．媒体の使用：パネルシアター・紙芝居など 【３つのお約束を盛り込む】 ①食べたら歯をみがこう！ （夜ねる前は必ずみがこう） ②甘い飲み物や甘いおやつは少しにしよう！ （時間を決めてね） ③好き嫌いなく何でもよくかんで食べよう！	※パネルシアターや紙芝居に利用できるお話を、p. 35より掲載しています。 ＊楽しい雰囲気づくり。 ＊セリフに頼らずアドリブもＯＫ。 ＊園児の反応を見ながら進める。
歯みがき指導 約30分 （つづく）	1．持ち方の練習：パームグリップで **「こんにちは」の持ち方** 歯ブラシの先（植毛部）と向き合う。 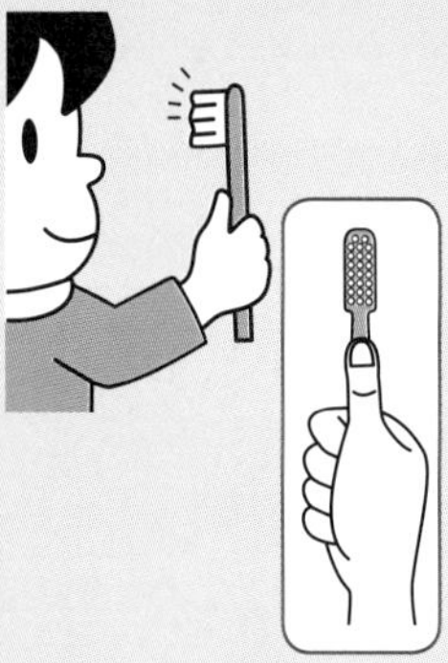 **「さようなら」の持ち方** 歯ブラシの先（植毛部）が外側を向いている。 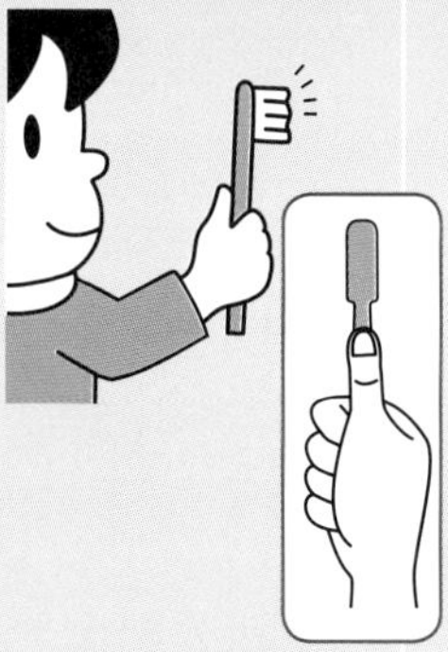	＊親指をしっかり使って握っているかを確認する（握る力を安定させる）。 ＊指導用顎模型がある場合は右手に、指導用歯ブラシは左手に持つ。 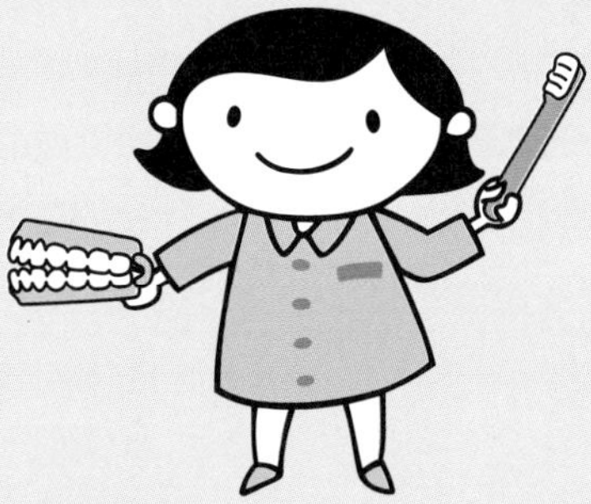
	2．歯ブラシを持っているときの注意（約束事項） ①口に入れた状態で遊んだり、歩いたりしない。 歯ブラシを口に入れたままイスから立ち上がったり、歩いたりすると、思わぬ事故につながることがあるため。 ②歯ブラシをかまない。 かんでしまうと、植毛部がすぐに開いてしまうため。 ③口以外に触れない。 歯ブラシで机などをこすってしまうと不衛生であるため。	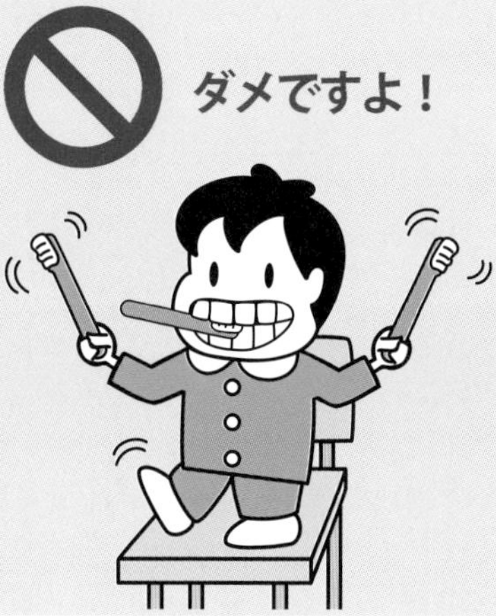 ダメですよ！

タイムスケジュール	指導内容（全体で約50分間）	留意点
	3．歯みがきの練習 ①下の奥歯のかみ合わせ（下顎乳臼歯部咬合面） 「こんにちは」の持ち方で、左下→右下 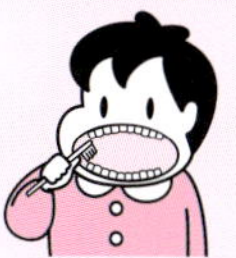 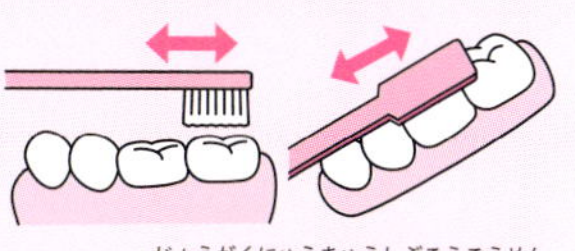	＊歯ブラシは、シャカシャカと小刻みに動かすようにする。 ＊「アーン」と口を開いて行う。 ※①②は、『はじめてコース』と同じだが、歯ブラシの当て方などを確認していく。
	②上の奥歯のかみ合わせ（上顎乳臼歯部咬合面） 「さようなら」の持ち方で、右上→左上 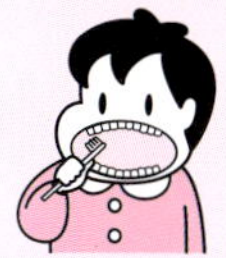 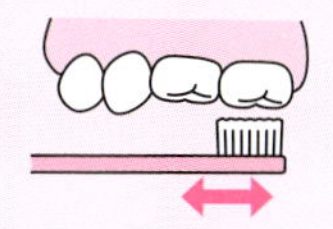	＊歯ブラシは、歯面に直角に当てる。 ＊手鏡を持てるようであれば、歯ブラシの当たっている位置を確認する。
	※上の前歯（上顎乳前歯部）２本で当て方を確認する。 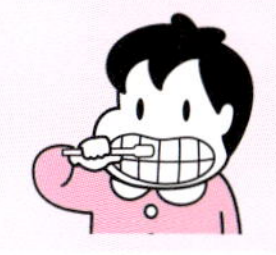 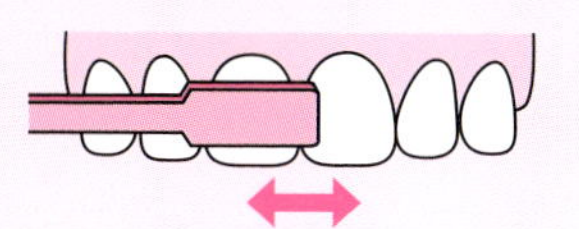	【確認ポイント】 持ち方：パームグリップ 当て方：直角 動かし方：小刻みに ＊「イー」と閉じた口で行う。 ＊確認ポイントをチェックしたら次へ進む。
歯みがき指導（つづき）	③上の奥歯の表側と、上の前歯（上顎乳臼歯部頬側・乳前歯部唇側） 「こんにちは」の持ち方で、左上奥歯→犬歯→上の前歯 「さようなら」の持ち方で、犬歯→右上奥歯 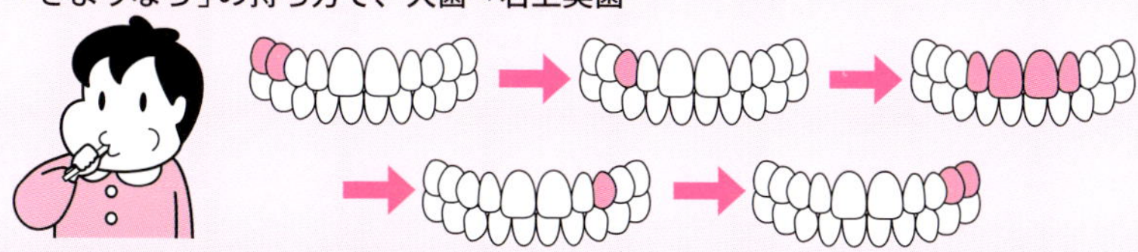	＊歯ブラシがしっかり頬と歯の間に入っているかを確認する。
	④下の奥歯の表側と、下の前歯（下顎乳臼歯部頬側・乳前歯部唇側） 「さようなら」の持ち方で、右下奥歯→犬歯 「こんにちは」の持ち方で、下の前歯→犬歯→左下奥歯 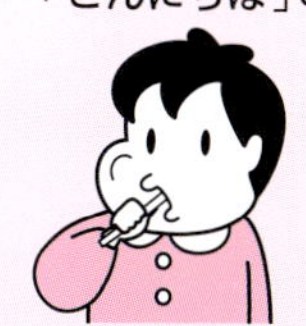 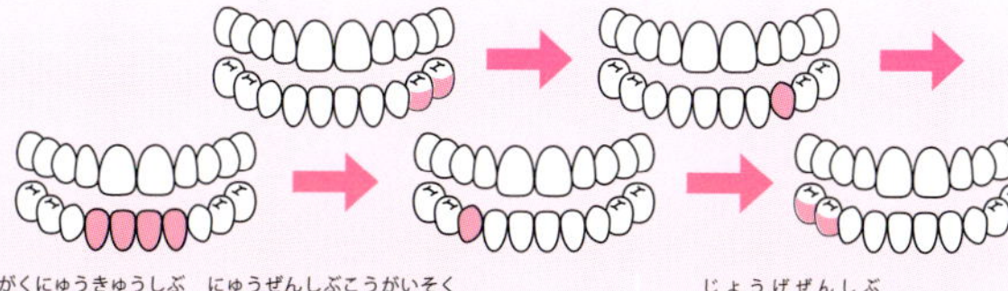	＊少し口を開いて行う。
	⑤上の歯の裏側（上顎乳臼歯部・乳前歯部口蓋側） 「さようなら」の持ち方で、左上奥歯→上前歯→右上奥歯 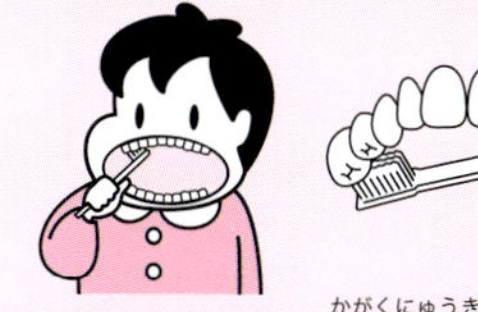 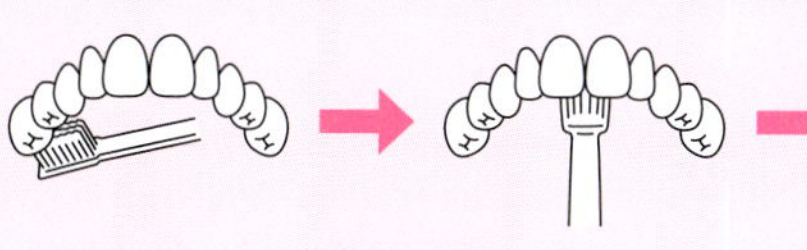	＊上下前歯部は歯ブラシを縦にして、丁寧に、１本１本当たっているかを確認する。
	⑥下の前歯の裏側（下顎乳臼歯部・乳前歯部舌側） 「こんにちは」の持ち方で、右下奥歯→下前歯→左下奥歯 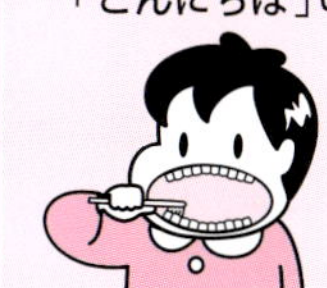 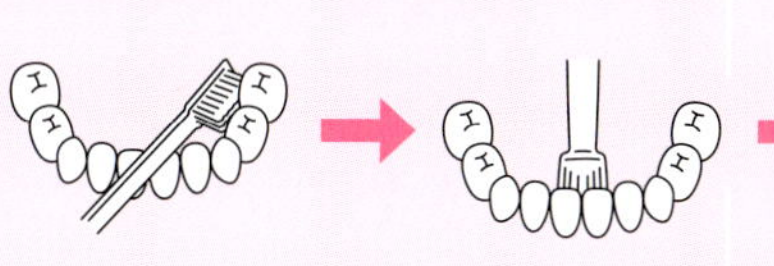 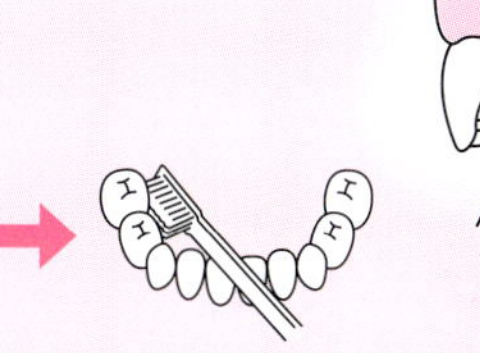 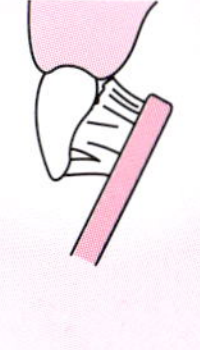	

次のページにつづく

タイムスケジュール	指導内容（全体で約50分間）	留意点
歯みがき指導（つづき）	⑦第１大臼歯（６歳臼歯）の説明 【生え方（萌出）の状態】 完全に生えるまでには１年ほどの時間を要します。そのため長い期間、第２乳臼歯よりも歯の高さが低く、歯ブラシが非常に当たりにくくなっており、むし歯になりやすい歯です。 ＊絵などを使用し、第１大臼歯について説明する。 【Ａ】子どもの歯の奥に出てくる大人の歯。 上下左右４本。 【Ｂ】大人の歯のなかで一番大きく、力持ちの歯。 【Ｃ】大人の歯だが、生えたてはやわらかく、 まだ赤ちゃんの歯。 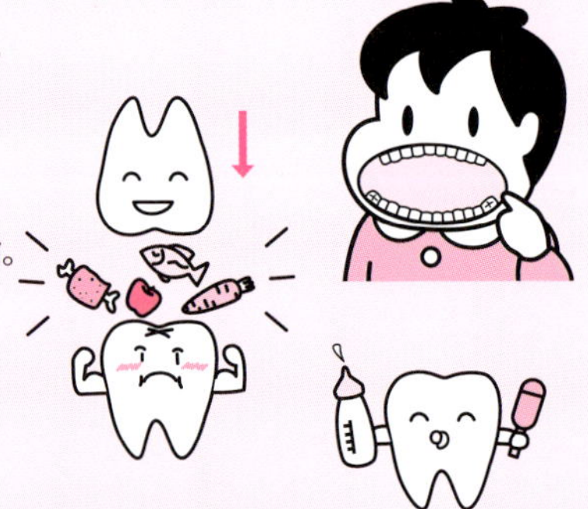 【Ｄ】背が低く、溝が深く汚れがたまりやすい。 一番奥に生えるので、歯ブラシが届きにくい。 【Ｅ】みがき方 歯ブラシを「こんにちは」に持ち、かみ合わせ（咬合面）にもっていく。 そのまま、肘を横に張り、頬を引っ張るような形で、横からみがく。 反対側の手に歯ブラシを持ち、反対側も同じように横からみがく。 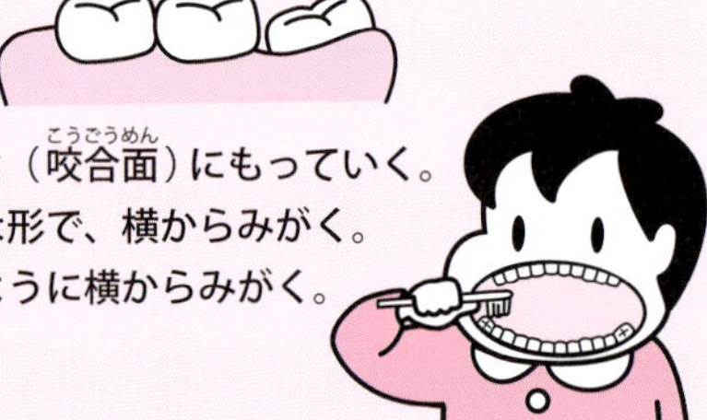	
	4．うがいの練習（ブクブクうがいの練習） ＊水を使わない模擬練習を行う。 ①手にコップを持ったつもりで、口に空気を入れる。 ②左右のホッペを膨らませたり、へこませたりする。	＊環境が整う場合は、水を使ったうがいの練習をしてみましょう。 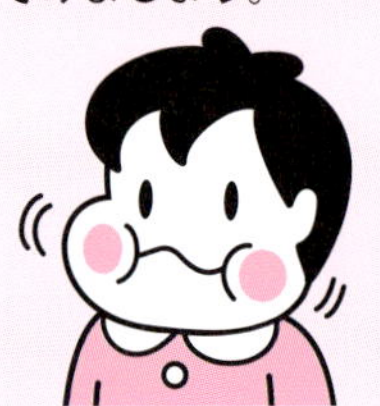
まとめ	5．仕上げみがきの約束 ＊自分でみがいたあとは、必ず家の人に仕上げみがきをしてもらうよう約束をする。第１大臼歯は、とくに注意を払う。	

むし歯ができやすい部分です。習熟度に合わせ指導してください。

＊歯と歯の間：「こんにちは」で歯ブラシを縦にして歯と歯の間に当てる。

＊歯と歯肉（歯ぐき）との境：手鏡を用い、歯ブラシの毛先の当たっている部分を確認する。

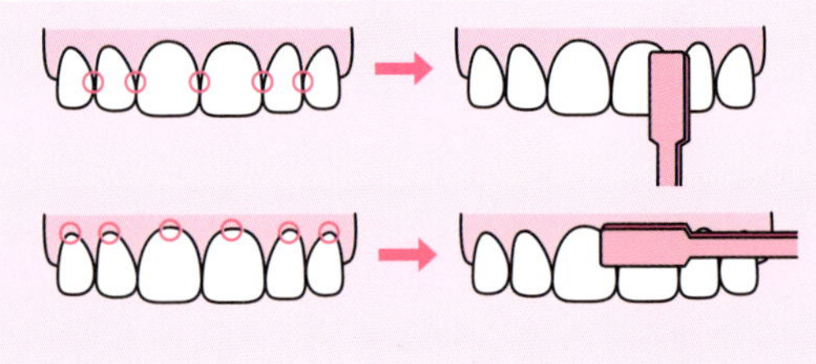

＊かみ合わせの溝部分：しっかり毛先が面に届いているかを確認する。

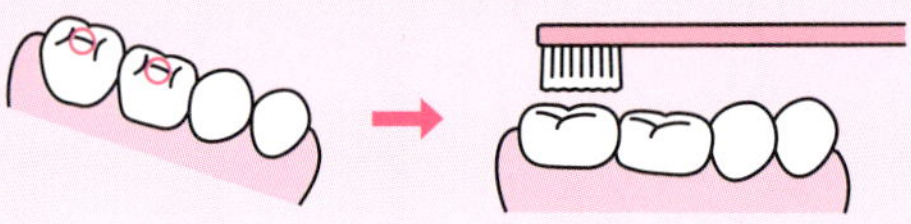

はりきりコース

はみがきシュッシュ

うたに合わせて歯みがきしよう！
〈※は解説です。歌詞には含まれていません〉

DOWNLOAD

5歳のみんな　歯みがきはじめるよ！
歯ブラシ持って遊ばない！（遊ばない）
歯ブラシくわえて走らない！（走らない）
歯ブラシガチガチかむのはやめよう！
お約束　イエイ！

はじめはかむところから！　アーンのお口で

〈※左下の奥歯からはじめてください。
歌がはじまると同時に、優しく歯ブラシを
動かしてください〉

①下の奥歯の　溝溝シュッシュ　溝シュッシュ
②反対奥歯も　溝溝シュッシュ　溝シュッシュ

〈※右上の奥歯に行きます〉

③上の奥歯の　溝溝シュッシュ　溝シュッシュ
④反対奥歯も　溝溝シュッシュ　溝シュッシュ

溝溝きれいになりました　表もきれいにみがきましょう

左の上ね！

⑤ホッペのなかで　横横シュッシュ　横シュッシュ

角

⑥少しずらして　横横シュッシュ　横シュッシュ
⑦上の前歯を　横横シュッシュ　横シュッシュ

角

⑧少しずらして　横横シュッシュ　横シュッシュ

右の上

⑨ホッペのなかで　横横シュッシュ　横シュッシュ

少し開いて

⑩下のホッペで　横横シュッシュ　横シュッシュ

角

⑪少しずらして　横横シュッシュ　横シュッシュ
⑫下の前歯を　横横シュッシュ　横シュッシュ

角

⑬少しずらして　横横シュッシュ　横シュッシュ

一周しました

⑭ホッペのなかで　横横シュッシュ　横シュッシュ

表がきれいになりました　裏側きれいにみがきましょう

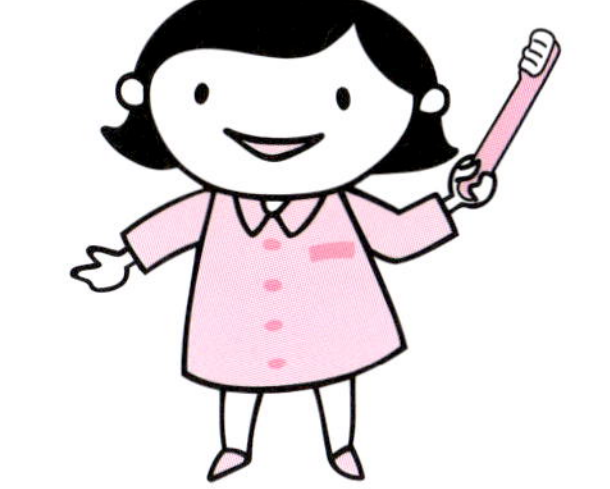

左から

⑮上の裏側　横横シュッシュ　横シュッシュ
⑯前歯の裏側　縦縦シュッシュ　縦シュッシュ
⑰反対の裏側　横横シュッシュ　横シュッシュ
⑱右下裏側　横横シュッシュ　横シュッシュ
⑲前歯の裏側　縦縦シュッシュ　縦シュッシュ
⑳反対の裏側　横横シュッシュ　横シュッシュ

は〜い！　上手にみがけました！

みがいたあとは　ブクブク　ペ〜
お口をとじて　ブクブクブーク
ホッペのなかで　ブクブクブーク
最後は静かに　ブクブク　ペ〜

きれいになったね　ピッカピカ！　やったー！

〈※以下の①〜④は習熟度に合わせて行ってください。
音源には入っていません〉

さあ！　第1大臼歯のみがき方！

①（右下）いばってエッヘン
横からシュッシュ　突っ込みシュッシュ

②（右上）いばってエッヘン
横からシュッシュ　突っ込みシュッシュ

歯ブラシ左手　持ちかえて！

③（左下）いばってエッヘン
横からシュッシュ　突っ込みシュッシュ

④（左上）いばってエッヘン
横からシュッシュ　突っ込みシュッシュ

上の前歯は　となりととなりも
縦縦シュッシュ　縦シュッシュ

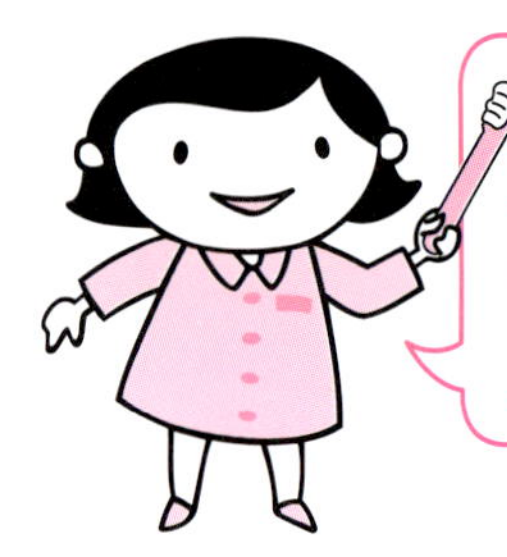

最後に歯みがきの順番をまとめて掲載します！

＊「はりきりコース」の歯みがきソング「はみがきシュッシュ」にも対応しています。
＊拡大コピーして貼り出すなどすると、子どもたちにもわかりやすいでしょう。
＊ダウンロードページでは、「はじめてコース」、「すごいぞコース」も掲載しています。
＊演者が対面で指導する前提で左右を表示しています。

DOWNLOAD

はみがきのじゅんばん

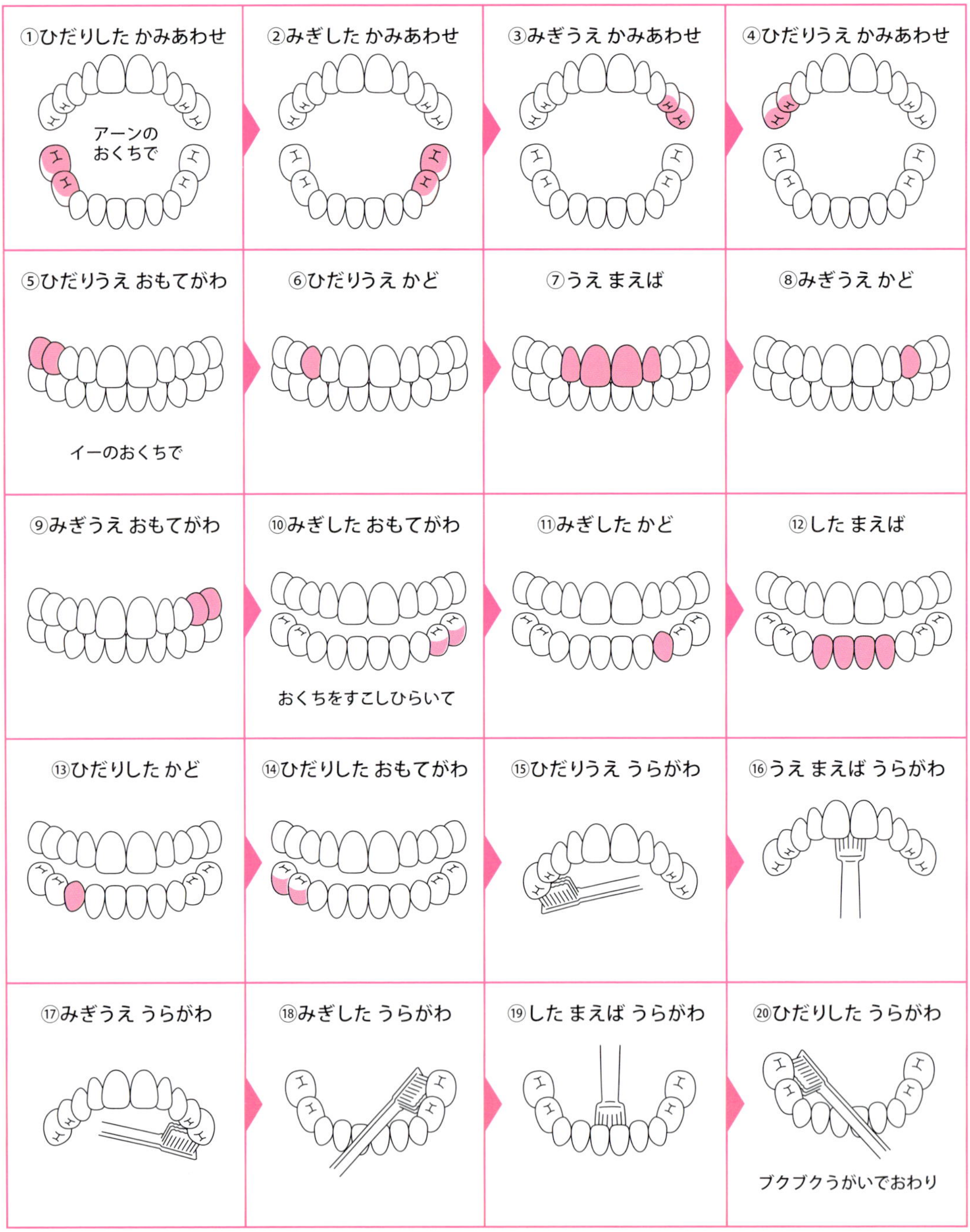

- ①ひだりした かみあわせ（アーンのおくちで）
- ②みぎした かみあわせ
- ③みぎうえ かみあわせ
- ④ひだりうえ かみあわせ
- ⑤ひだりうえ おもてがわ（イーのおくちで）
- ⑥ひだりうえ かど
- ⑦うえ まえば
- ⑧みぎうえ かど
- ⑨みぎうえ おもてがわ
- ⑩みぎした おもてがわ（おくちをすこしひらいて）
- ⑪みぎした かど
- ⑫した まえば
- ⑬ひだりした かど
- ⑭ひだりした おもてがわ
- ⑮ひだりうえ うらがわ
- ⑯うえ まえば うらがわ
- ⑰みぎうえ うらがわ
- ⑱みぎした うらがわ
- ⑲した まえば うらがわ
- ⑳ひだりした うらがわ（ブクブクうがいでおわり）

資料参考：東京都保健所『歯をみがきましょう　歯をみがく順番』

＊ plus perfect ＊

＋かんぺきコース

（ルビ：＋＝プラス）

染め出しを使用した歯みがきの実際

みがき残した歯垢が赤く染まる『染め出し』に挑戦します。赤い部分は上手にみがけていないこと、むし歯のバイ菌が残っていることを説明し、きれいにするにはどうしたらよいのか、これまで学んだ歯みがきの方法をおさらいしてみましょう。染め出しの赤い色が目に入ることで、どこがみがけていないのか、よく理解できることでしょう。

染め出しに挑戦してみよう！
みがけていないところはどこかな？

＊染め出し液の使用に際しては、アレルギー反応が認められたとの報告もあり、事前に保護者に通知し、実施の意思をご確認下さい。

1．学齢期未満の乳幼児への使用に関しては、慎重な使用が望まれる。使用する場合は、保護者へ子どものアレルギー様症状の経験がないことを確認してから応用する。
2．学齢期以降の小児および成人の場合は、アレルギーの既往等を考慮して使用する。

（2018年3月　日本口腔衛生学会の見解）

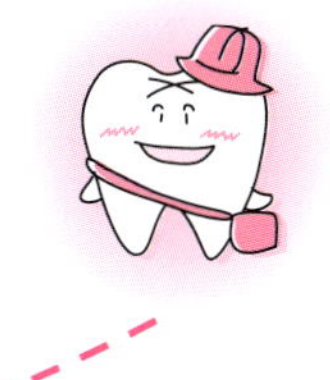

タイムスケジュール	指導内容（全体で約30分間）	留意点
開始前準備	実施場所：ホールまたは教室 ＊パネルの設置	＊横に広がらない工夫。 ＊クラス編成の確認。 ＊パネル位置の確認。
導入 約20分	着席	＊聞く姿勢をつくるための工夫。
	1．歯の役目について 食べ物を食べる（かみ切る、すりつぶす）	＊ p. 8参照。
	2．媒体の使用：パネルシアター・紙芝居など 【３つのお約束を盛り込む】 ①食べたら歯をみがこう！ （夜ねる前は必ずみがこう） ②甘い飲み物や甘いおやつは少しにしよう！ （時間を決めてね） ③好き嫌いなく何でもよくかんで食べよう！	※パネルシアターや紙芝居に利用できるお話を、p. 35より掲載しています。 ＊楽しい雰囲気づくり。 ＊セリフに頼らずアドリブもＯＫ。 ＊園児の反応を見ながら進める。
歯みがき指導 （染め出し時間） 約10分	3．染め出しの説明 ①染め出しの意義：汚れの場所をわかりやすく見るため。 ②染まったものは何か：むし歯をつくるバイ菌の固まりです。 ③染め出しの手順： 【場所】流し、水道のあるところで行います。 【方法】綿棒に染色液を浸し、看護師、養護教諭、保育者、指導者などが個別に園児に塗布。その場で静かに1回うがいをします。 【歯みがき指導】席に着席し、チャートに記入（赤く染まったところに色をぬる）。 ＊チャートは保護者へのお知らせの意味もあります（チャート例を次頁に掲載）。 【机の上に準備しておくものなど】 ＊歯ブラシ、コップ、手鏡、牛乳パック（染め出し液を吐き出すために必要です。1,000mLのパックを半分に切って準備しておきましょう） ＊汚れてもよい服装（タオルを洗濯バサミでとめて、エプロンにしてもよいでしょう） ＊歯みがき指導内容はp. 25～「はりきりコース」と同じです。	＊アレルギーに配慮する。

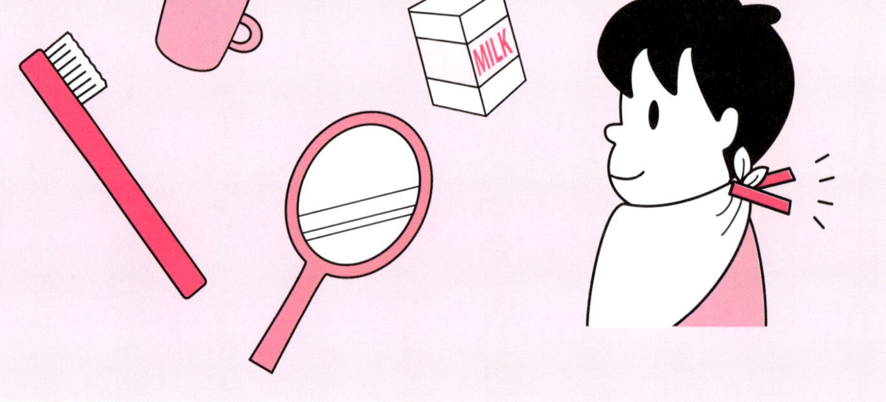

＊染め出しチャート

保護者の方にお渡しする染め出し結果のチャートです。
コピーしてご利用ください。ダウンロードすることもできます。

DOWNLOAD

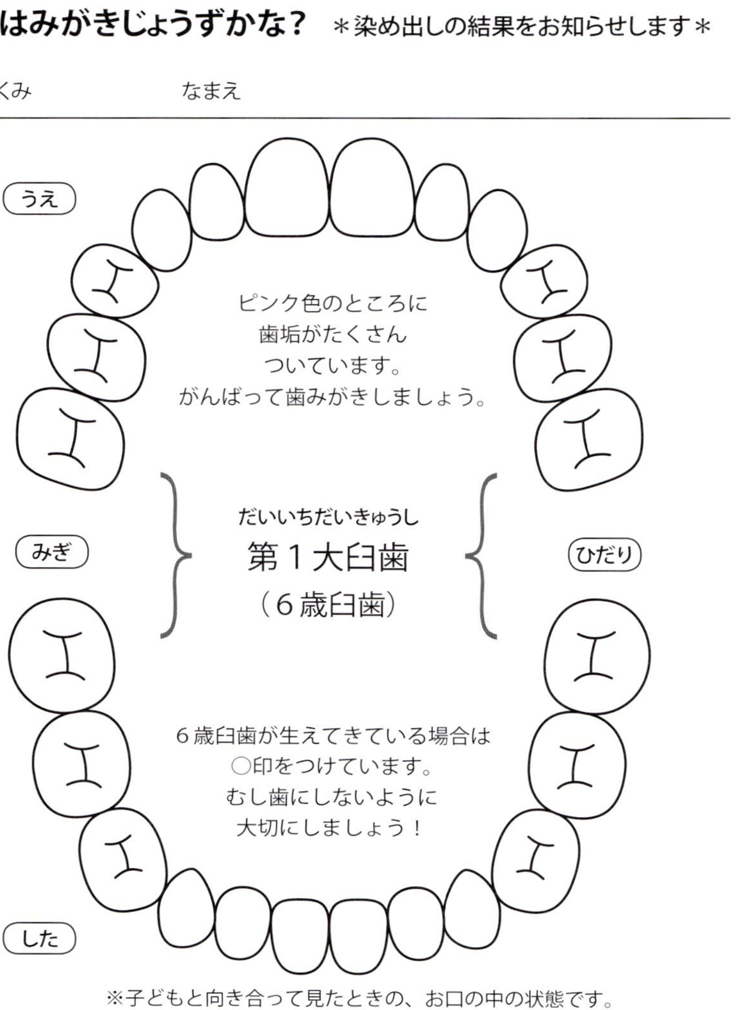

＊ 歯垢がついていたところと、歯のみがき方のアドバイス ＊
□ ほとんど染まりませんでした。
＊とてもよくみがけています。これからもがんばりましょう。
□ 歯と歯の間が染まりました。
＊歯ブラシをたててみがきましょう。
＊デンタルフロスや糸ようじを使用するとよいでしょう。
FLUORIDE
□ 奥歯のかむ面が染まりました。
＊かむ面に歯ブラシを当ててみがきましょう。
＊生えはじめの第１大臼歯。横から毛先でみがきましょう。
□ 歯と歯肉の境目が染まりました。
＊歯の根元を優しくみがきましょう。

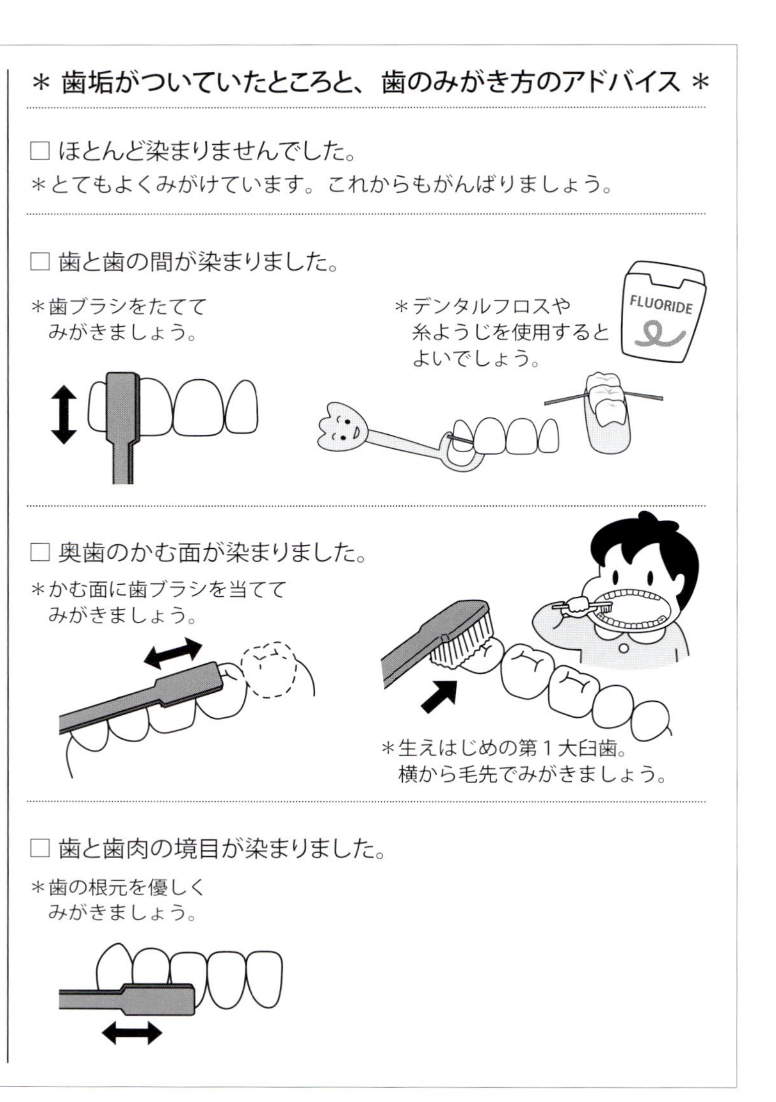

＊はみがきカレンダー②

コピーしてご利用ください。ダウンロードすることもできます。

インターネット上でも、さまざまなカレンダーが無料で公開されています。検索してみましょう。

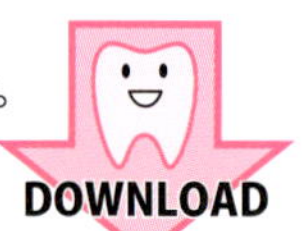

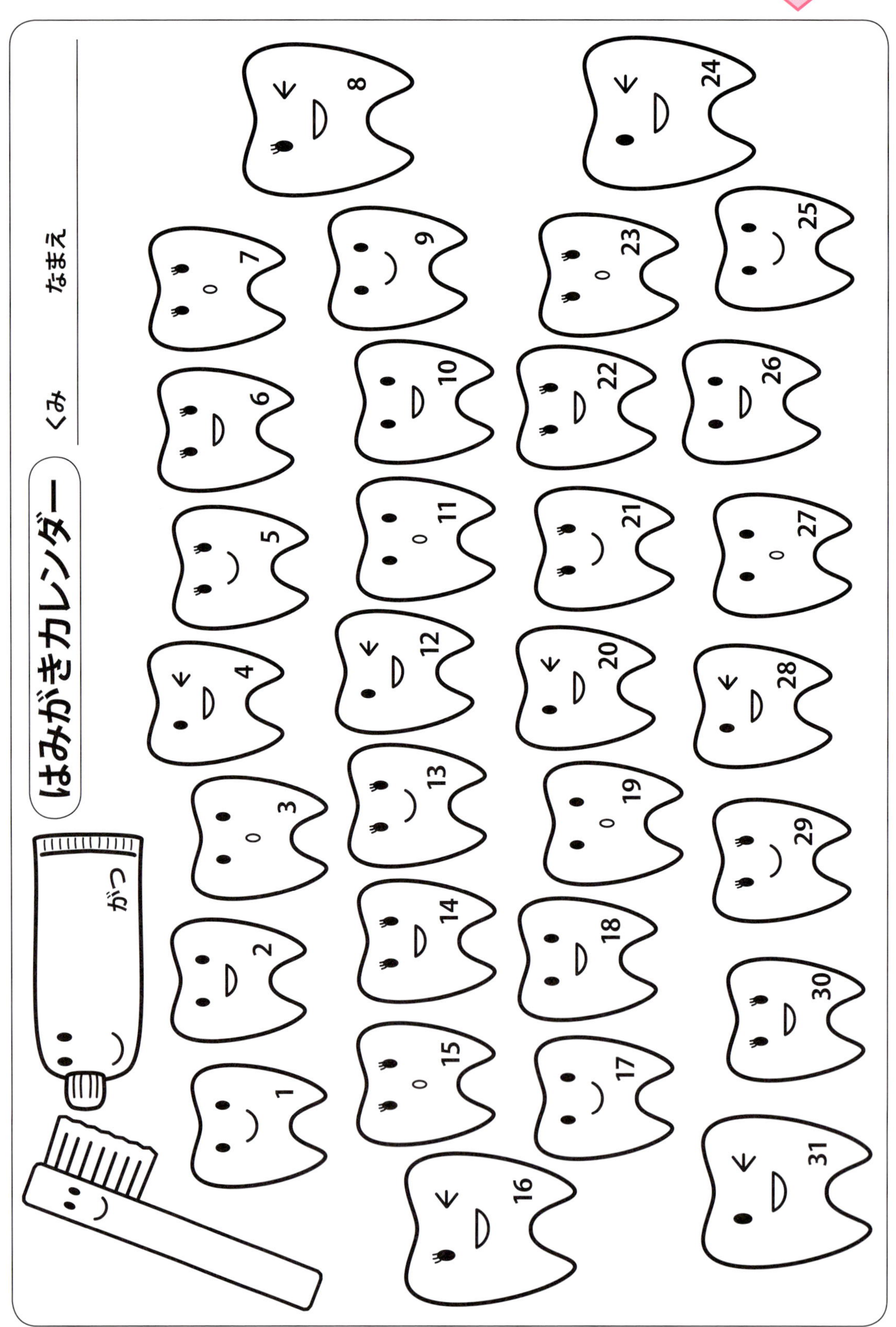

おはなし
・ビーバー村はおおさわぎ
・ポンタ危機一髪　～ミュータンの巻～

story

＊指導用のおはなし

子どもたちに歯みがきの大切さを伝える際には、物語の利用が効果的です。この章では、読み聞かせに利用できるテキストと、パネルシアターやペープサートに使用できるシナリオとイラストの型紙を掲載しました。

園の方針や子どもたちの反応に合わせ、適宜アレンジしながら活用してください。年齢の低い子ども向けには、少し短くしたり、オリジナルのキャラクターや園の先生方を登場させるなどしても面白いでしょう。

むし歯予防デーや歯みがき指導のときだけでなく、夏休み、冬休み、春休みなど、長いお休みの前に、習慣として読み聞かせてもよいかもしれません。

ビーバー村のビッキーです！　モモちゃんです！
早くみんなに会いたいな！　よろしくね！
ビッキー
モモちゃん

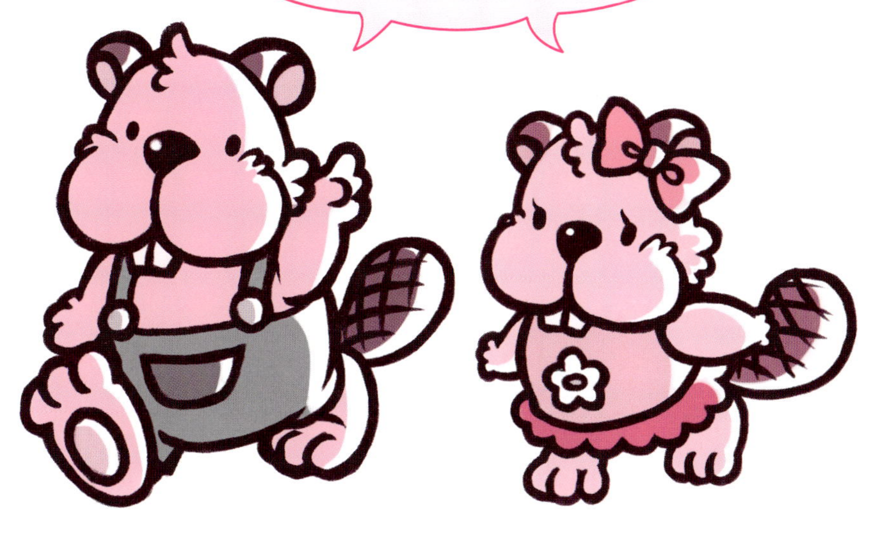

＊ビーバー村はおおさわぎ 読み聞かせ用テキスト

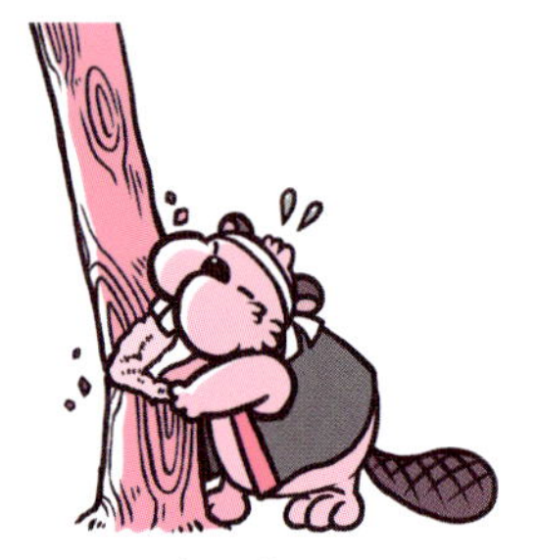
木こり

カリカリ、ゴリゴリ、カリカリ、ゴリゴリ。
ビーバー村は今日も木こりのビーバーたちが一生懸命お仕事しています。あちらにも、こちらにも、素敵なおうちができていますよ。

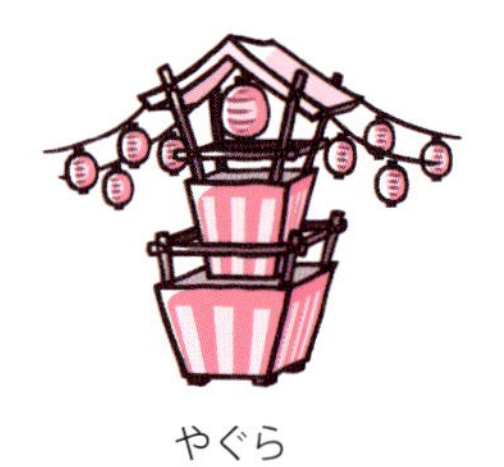
やぐら

今日は村のお祭りです。
村のなかよし広場には、やぐらが建っています。
あっ、ビーバーのビッキーと妹のモモちゃんが楽しそうにやってきました。

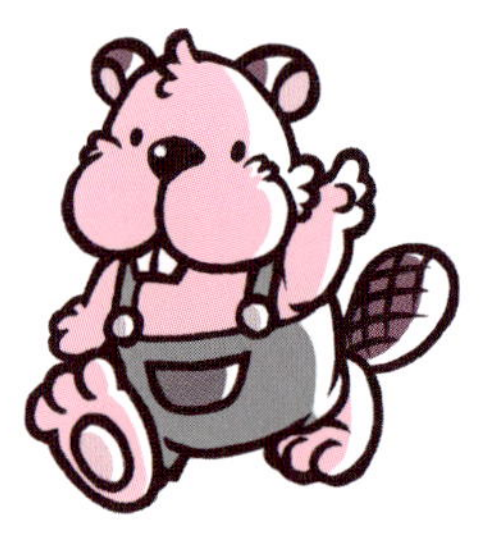
ビッキー

「ぼくビッキー。ぼくたちビーバーは、村の動物のなかで一番の木こりなんだよ。ビーバーの建てた家は、とても素敵なんだ。
あのやぐらはお父さんが建てたんだ。
森のみんなに喜ばれるとっても素敵な仕事なんだよ。ぼくも大きくなったらお父さんみたいな立派な木こりになりたいなぁ。
どうしたら立派な木こりになれるのかなぁ？」

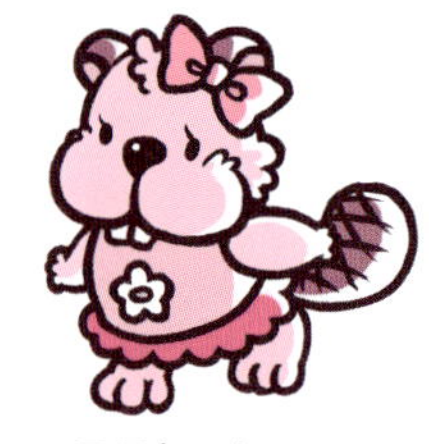
モモちゃん

村の子どもたちは、お祭りの前に必ず立派な木こりになるためのお勉強をします。そのお勉強が、なかよし幼稚園（保育園）でもう始まっているようですよ。
カバ先生がお話ししています。

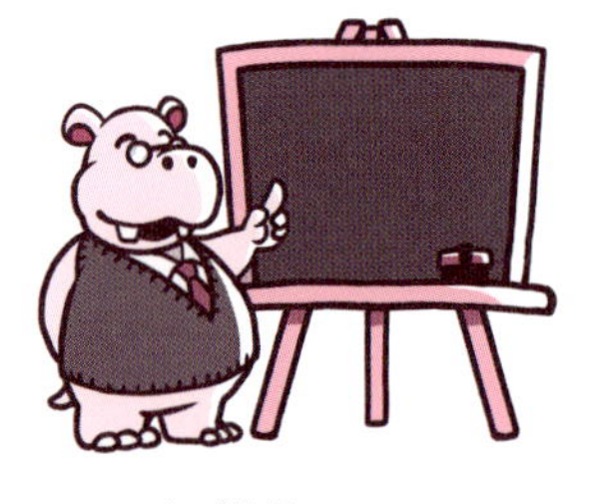
カバ先生

「えーっ、立派な木こりになるためには、木を切ったり、運んだり、組み立てたりするために、丈夫な身体と丈夫な歯をもつことがとても大切です。
とくに丈夫な歯をつくるためにはむし歯にしないことが大切です。
むし歯にしないためには、
1つ、食べたら歯をみがくこと
2つ、甘い飲み物、甘いおやつは少しにすること
3つ、好き嫌いせずに、何でもよくかんで食べること
この約束を守ることが大切です。みんな約束できるねぇ」
「ハーイ」

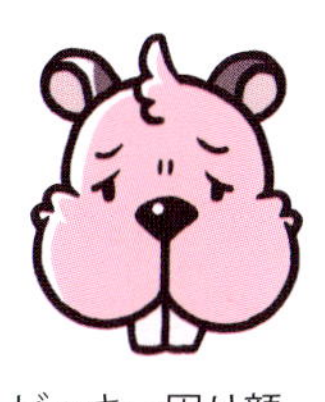

ビッキー困り顔

子どもたちは、大きな声で答えました。
あら、そう言いながらも、ビッキーは、ちょっと困り顔。
甘いおやつは大好物だし、歯みがきはちょっと苦手。
それに、にんじんが大の苦手です。
そんな様子を窓の外から誰かがじーっと見ているような……。

村のお祭りは大にぎわいです。
金魚すくいに、盆踊り、みんなとっても楽しそう。
ビッキーとモモちゃんがたくさん遊んで帰ろうと森を歩いていると、
森の奥から甘ーい、いいにおいがしてきました。
「モモちゃん、おいしそうな、いいにおいがしてきたね。
何だろう、ちょっと行ってみようか」

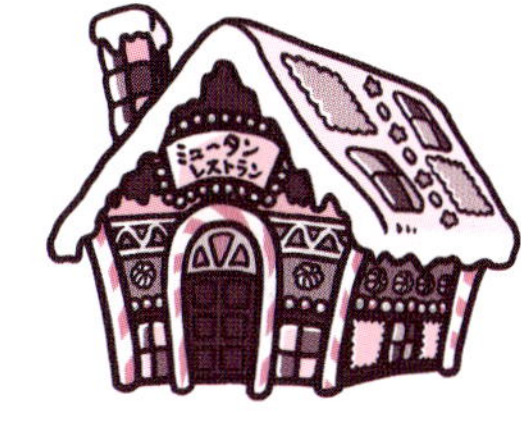

ミュータンレストラン

少し歩いていくと、そこには、チョコレートやキャンディーが飾られたお菓子の家が建っていました。看板には、「ミュータンレストラン」と書かれています。なかから、キャンディーを下げた、怪しげなひげのおじさんが出てきました。

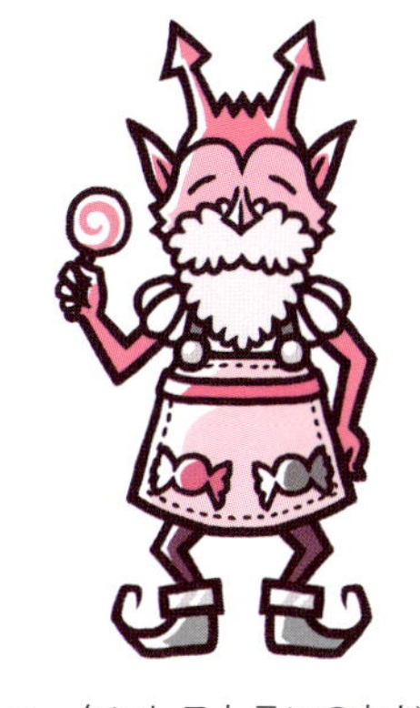

ミュータンレストランのおじさん

「さーさっ、みなさん、なかにお入りください。今日開店の『ミュータンレストラン』です。みなさんがダーイ好きな、お菓子をいっぱい、いっぱい用意しています。今日は食べ放題ですよー」

「どうする、モモちゃん。おいしそうだねぇ。ぼく、おなかすいちゃった。チョコレートとかおいしそうだし、ちょっと入ってみたいなぁ」
「でも、お兄ちゃん、カバ先生が甘い飲み物や甘いおやつは少しにしようって教えてくれたわよ」
「大丈夫だよ。歯みがきをすればいいんだよ。ねっ、ね、寄っていこうよ」

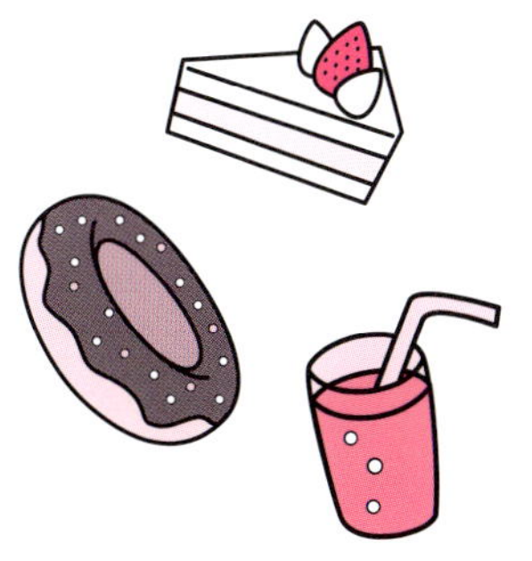

そうして、2人は、レストランに入っていきました。
なかには、たくさんのお菓子、キャンディー、ケーキにドーナッツ、ジュースもたくさん。

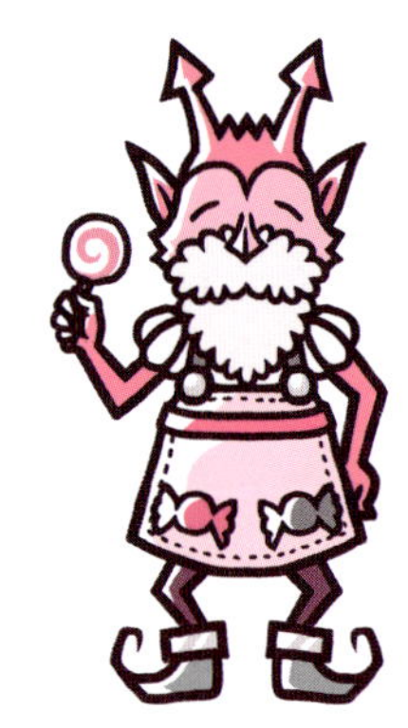

「さーさっ、みなさん。たくさん食べてください。冷たいジュースは、いかが。ドーナッツもほっぺが落ちそうなくらいおいしいですよ」
「ワーイ。ワーイ。本当に食べていいの。いっただきまーす」
ビッキーは、ゴクゴク、むしゃむしゃ、ケーキにドーナッツ、おなかいっぱい食べました。
横で、モモちゃんは心配そうです。

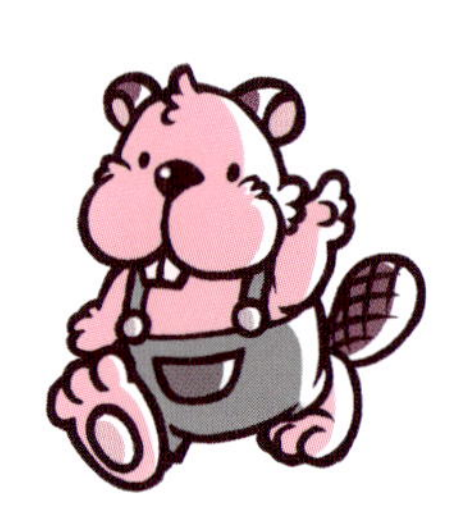

「こんなにおいしいお菓子ははじめてです。
おなかいっぱい。おじさん、ごちそうさまでした」
「いえいえ、そんなに喜んでもらえて、とってもうれしいです。たくさん食べてくれたビッキーには特別にごほうびがあります。今日の夜、寝る前に歯をみがかなかったら、何と明日はアイスクリームのプレゼントですよ。ビッキーにだけ特別です。ぜひいらしてください。明日はおいしいアイスクリームをご用意して待っていますよ」
「えーっ、ホント。うれしいなぁ、歯みがきしなければいいんだね。わかった。ぼく、歯みがきめんどうだし、かえってうれしいよ。
そしたら明日はアイスクリームだね」

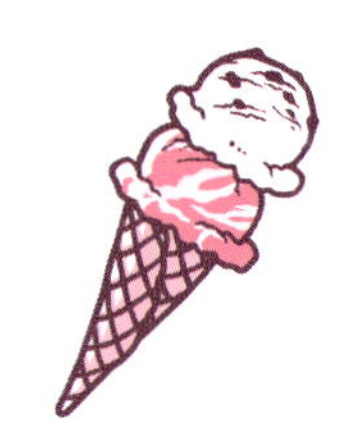

帰り道、ビッキーは、立派な木こりになるお約束は、すっかり忘れてアイスクリームのことばかり考えていました。
モモちゃんは心配そうに、
「お兄ちゃん、本当に大丈夫？　あんなに甘いものをたくさん食べて、歯みがきしないで、明日はアイスクリームのプレゼントなんて、むし歯にならないかしら」
「平気平気。だって、ぼくだけ特別プレゼントだよ。もったいないよ。
明日はアイスクリーム。ワーイ、ワーイ」

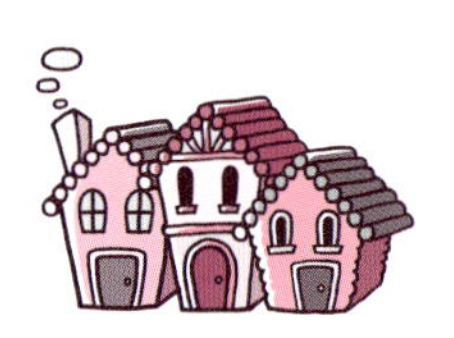

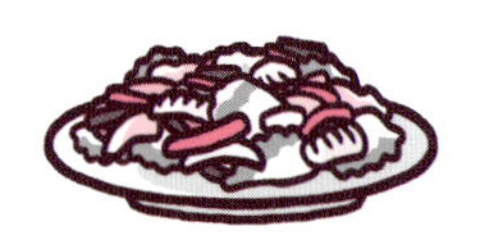

その晩のことです。
今日の夕ご飯は、おいしそうな野菜いため。モモちゃんは、シャリシャリ、モグモグ、にんじん、ピーマン、しいたけ、いっぱい食べています。ビッキーは、昼間の甘いお菓子でおなかがいっぱいです。
それにお皿には苦手なにんじん。

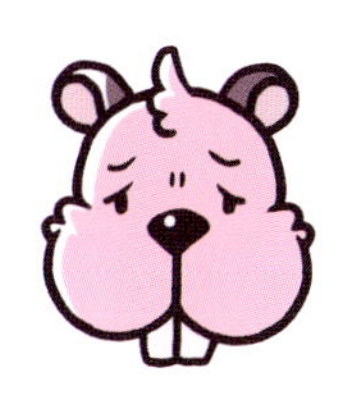

「ひえーっ。野菜いためだ。おなかいっぱいだし、こんなおかずはいらないや。ごちそうさま。それに、たくさん遊んだから、ふぁー、もう眠くなっちゃった。モモちゃん、先に寝るね。お休みなさーい。むにゃむにゃ」

と言って、さっさとふとんのなかに入ってしまいました。

ひげのおじさんの言ったとおり歯みがきをせずに、アイスクリームのことだけを考えながら……。

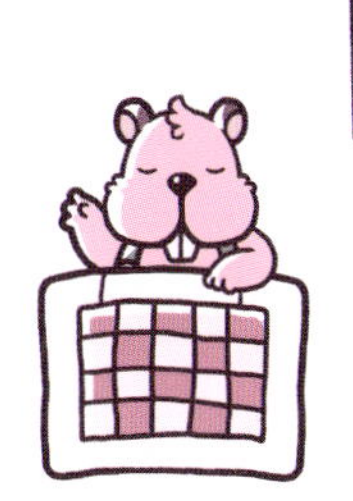

「むにゃ、むにゃ。あっ、おじさん。もう次の日になったのかなぁ。あれ、何だかおじさんがいっぱいいるような？　むにゃ、むにゃ」

寝ているビッキーの口のなかにいるのは、なんと、ミュータンレストランのおじさんとその仲間たちです。

「ひっ、ひっ、ひっ、ビッキー、こんばんは。
今日はレストランに来てくれてありがとう。歯みがきもしていないね。さあ、ビッキーのお口のなかでお祭りだ。おれさまたちの大好きな食べ物がたーくさんあるぞ。
さあ、みんなどんどん食べて、どんどん、歯を溶かしていくぞー。
あっちで、エッサカ、こっちで、エッサカ。
今夜は、おれさまたちのお祭りだー！！　いっひひひ、ははははっ」

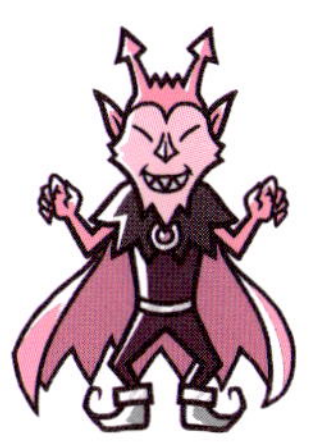

ミュータン1

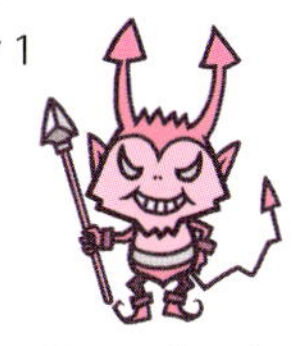

ミュータン2

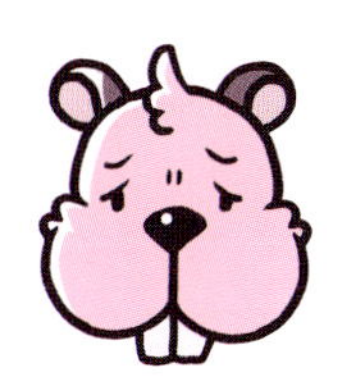

次の日の朝のことです。

「うーん。うーん。何だか変だぞ……。うあっー」

ビッキーは飛び起きました。

「お口のなかが変だよー、歯が痛いよー、えーん」

モモちゃんが驚いて起きてきました。

「どうしたのお兄ちゃん」

「モモちゃん、えーん、歯が痛いよー」

「たいへん、早く、森の歯医者さんのうさ子先生に歯をみてもらいましょう」

２人は、うさ子先生のところに急ぎました。
「うさ子先生。お願いします」
「どうしたの、ビッキー！」

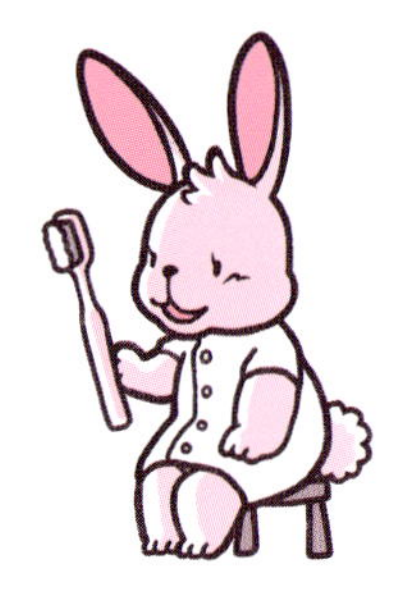
うさこ先生

ビッキーは先生に案内され、イスに座りお口を大きく開けました。
「あれあれ、これはこれは。むしばいきんのミュータンがいっぱいよ。
もしかして、昨日、ミュータンレストランに行った？」

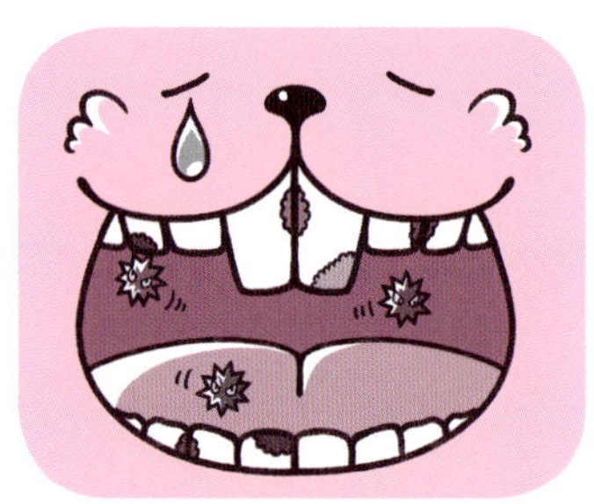
ビッキーのお口
むしばいきんがいっぱい

涙ぐみながらビッキーは答えました。
「ハイ、行きました」
「ミュータンレストランは、むしばいきんのミュータンのおうちなのよ！　歯みがきしない汚れた口のなかで、歯を溶かしてむし歯にしようとねらっているのよ。むしばいきんのミュータンにだまされないように、お祭りの日に、“立派な木こりになるためのお勉強”をしたと思うけど、ビッキーはお勉強をしなかったの？」

「いえ、カバ先生に教わりました」
「そのときに、３つのお約束を教えてもらったかな」
ビッキーは、ちいさな声で言いました。
「ふぁーい。教わりました……」
「ビッキーはそのお約束を守っているかな？」
「いえ、その、あの……」
ビッキーは泣きたい気持ちです。
「むしばいきんのミュータンは、歯みがきしないの大好き、甘いものが大好き、好き嫌い大好きなのよ。
この３つが大好きな子どもをいつもねらっているの」

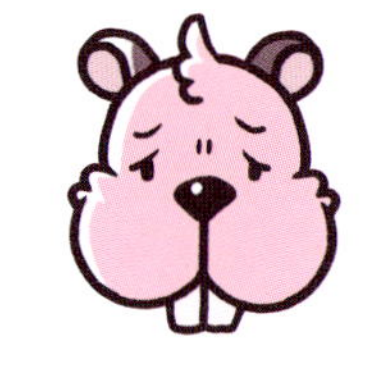

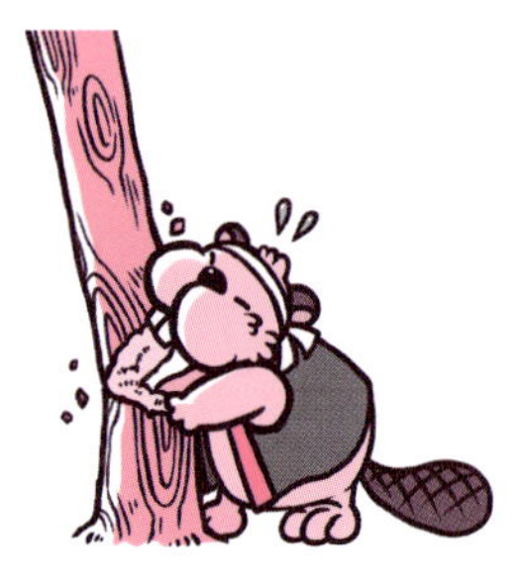

「どうしよう、先生！　ぼく、立派な木こりになりたいんだ。
立派なお仕事がしたいんだ。絶対に歯を守りたいんだ」

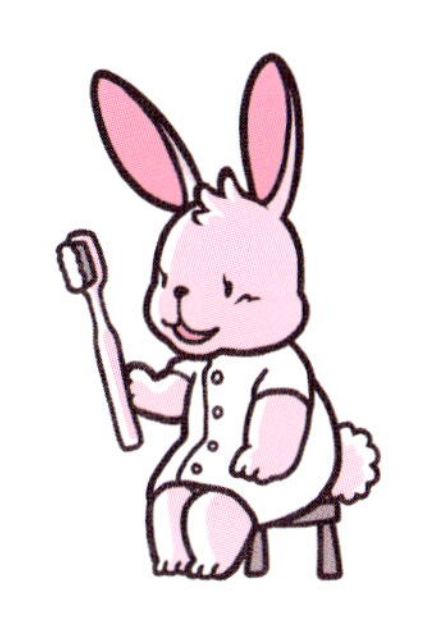

「そうよね。そうしたらむしばいきんのミュータンがやってこないように、歯をしっかりみがいて、まずむしばいきんのミュータンをやっつけよう。シャカシャカシュッシュッ、シャカシャカシュッシュッ。
そして、むし歯は治そうね。ジージージー。
さあ、おしまい。これでしっかり木を切ることができるわよ。
もうむしばいきんのミュータンがやってこないように、3つのお約束をしっかり守るのよ」
うさ子先生は、優しくそう言って、歯をしっかりと治してくれました。

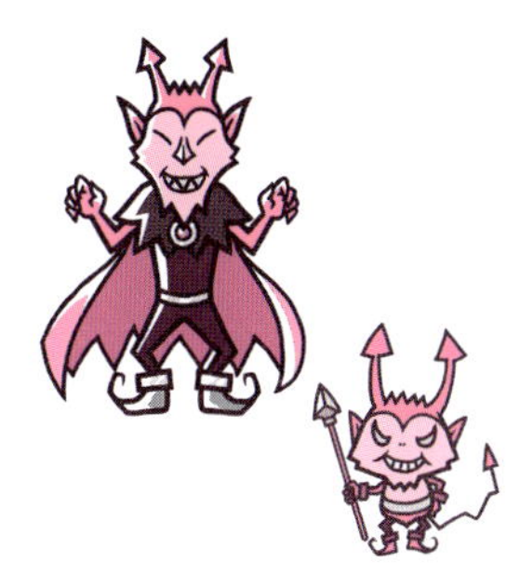

「先生、ありがとうございました。ぼく、もう絶対むしばいきんのミュータンに負けません」
そこへ、むしばいきんのミュータンがやってきました。
「あっ、ミュータンレストランのおじさんだ」
ビッキーは、お口を大きく開けると、ピカーッと光る大きな歯を見せながら、ミュータンにこう言いました。

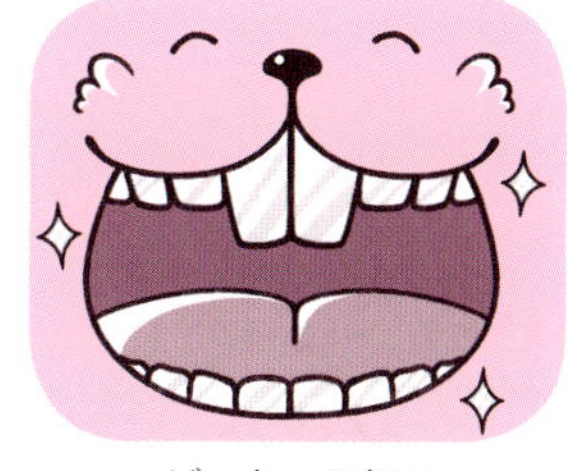
ビッキーのお口
むし歯治療後

「ぼくは、もう絶対むし歯にならないために、3つのお約束をしっかり守るんだ。むしばいきんのミュータン、よく聞いてよ！」

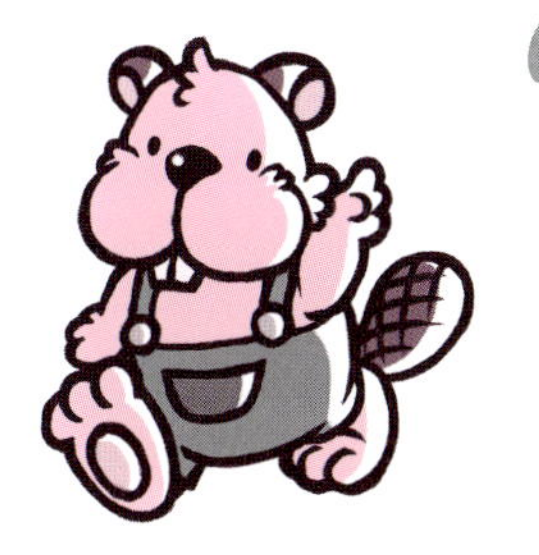

“
1つ、食べたら歯をみがくぞー。
2つ、甘い飲み物、甘いおやつは少しにするぞー。
3つ、好き嫌いせずに、何でもよくかんで食べるぞー。
”

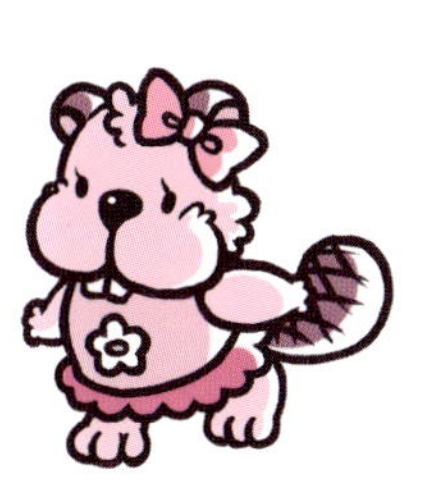

むしばいきんのミュータンは、
「ひえーっ！　もう、ビッキーの口のなかではお祭りは開けない。くやしいー」
と言いながら、そそくさと逃げていきました。

おしまい

＊ビーバー村はおおさわぎ パネルシアター用シナリオ

子どもたちの反応を見ながら、アレンジしてご利用ください。

場面	セリフ	使用する絵
①導入	カリカリ、ゴリゴリ、カリカリ、ゴリゴリ。 みなさん！　耳を澄ませて！　何か聞こえてきませんか。 ここはビーバー村。 今日も木こりのビーバーたちが、一生懸命お仕事しています。 村のなかよし広場にやぐらが建ちました。 あら？　今日はお祭りのようですね！	木こり 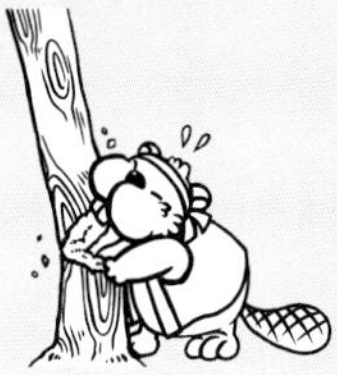 やぐら 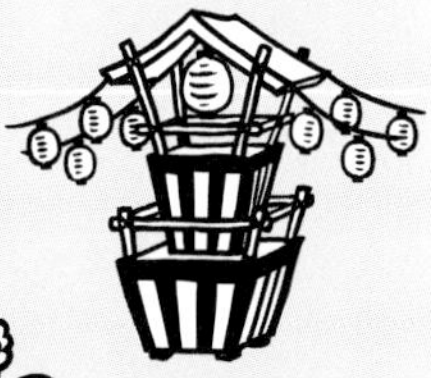
②主人公の自己紹介と状況説明	**ビッキー：**　みなさんこんにちは。 ぼくはビーバーのビッキーです。 **モモちゃん：**私は妹のモモちゃんです。 今日は村のお祭り！　もうやぐらが建っているわ！ **ビッキー：**　本当だ！　お父さんの建てたやぐらだね！ お父さんは、村で一番の木こりなんだよ！ ぼくも大きくなったら立派な木こりになりたいなぁ。どうしたら立派な木こりになれるのかなぁ？ **モモちゃん：**今日は、「立派な木こりになるためのお勉強」がなかよし幼稚園（保育園）であるんだって！ お兄ちゃん！　勉強しに行きましょうよ！ **ビッキー：**　うん！　ぼく、しっかり勉強するよ！ さあ、行こう！	ビッキー 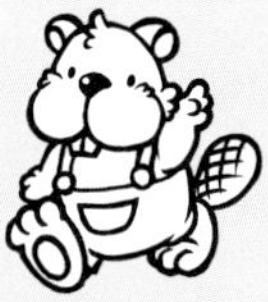 モモちゃん 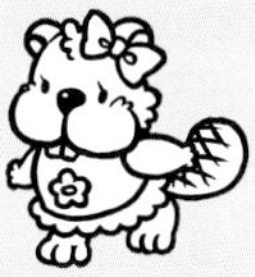
③カバ先生とお勉強	**カバ先生：**　え～、立派な木こりになるためには、丈夫な身体と丈夫な歯をもつことがとても大切です。とくに丈夫な歯をつくるためには、まず、むし歯にしないことが大事なんだよ。 それには、 １つ、食べたら歯をみがくこと ２つ、甘い飲み物、甘いおやつは少しにすること ３つ、好き嫌いしないで、何でもよくかんで食べること この３つの約束を守ることが大切です。みんな約束できるねぇ。 **ビッキーとモモちゃん：**ハーイ。 **ビッキー：**　（ちょっと困り顔） ぼくは歯みがきは嫌いだし……、甘いおやつは大好きだし、それに……、にんじんは大嫌いだから……、困ったなあ……。 （ぶつぶつ独り言……） **カバ先生：**　では、今日のお勉強はおしまい。	カバ先生 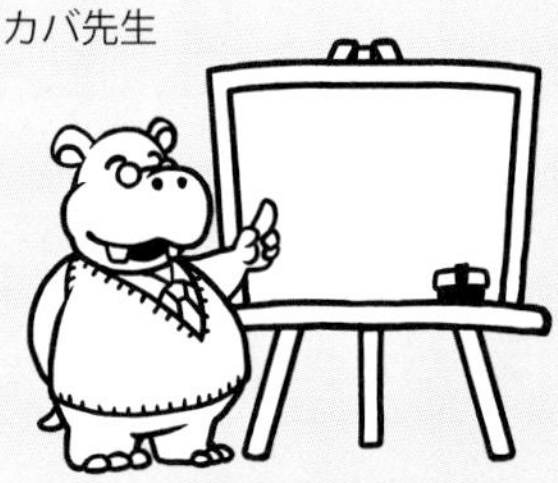 ビッキー困り顔 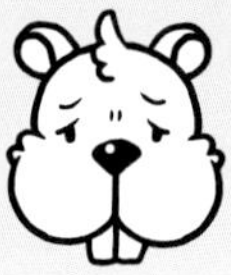

場面	セリフ	使用する絵
④お勉強が終わってミュータンレストランを発見	**モモちゃん：**お兄ちゃん！　お祭りに行きましょう！ 金魚すくい！　盆踊り！ **ビッキー：**わーい、遊ぼう！ **モモちゃん：**森の奥からかな？ ……甘ーい、いいにおいがしてきた！ **ビッキー：**ほんとだ、行ってみよう！ 「ミュータンレストラン」だって！ あれぇ、キャンディーを持った、ひげのおじさんが来たよ！	ビッキー 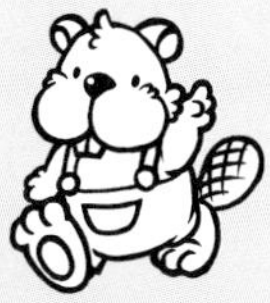　モモちゃん 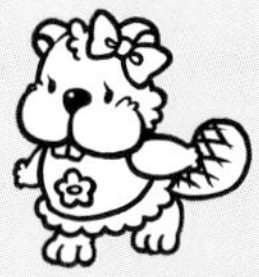 ミュータンレストラン 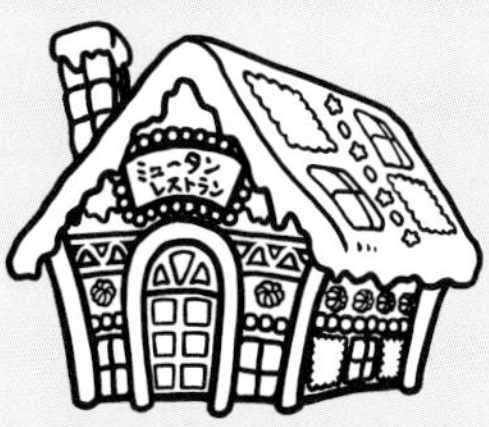
⑤ミュータンレストランにて（つづく）	**ミュータン：**さーさっ、みなさん、なかにお入りください。 「ミュータンレストラン」です。 みなさんがだーい好きな、お菓子をいっぱい、いっぱい用意しています。食べ放題ですよー。 さあ、お入りクダサーイ。 **ビッキー：**どうする、モモちゃん。おいしそうだねぇ。 ぼく、おなかすいちゃった。チョコレートとかおいしそうだし、ちょっと入ってみたいなぁ。 **モモちゃん：**でも、お兄ちゃん、カバ先生が甘い飲み物や甘いおやつは少しにしようって教えてくれたよ。 **ビッキー：**大丈夫だよ。歯みがきをすればいいんだよ。 ねっ、寄って行こうよ！ うわあー、キャンディーにケーキ、ドーナッツも……。 **ミュータン：**さーさっ、冷たいジュースもありますよ。 **ビッキー：**ワーイ。ワーイ。本当？ **ビッキー：**いっただきまーす。う～ん　おいしい！ **モモちゃん：**お兄ちゃん！　そんなに食べて大丈夫？ **ビッキー：**大丈夫だよ。 こんなにおいしいお菓子ははじめてです。 あー、おなかいっぱい、おいしかった。 おじさん、ごちそうさまでした。	ミュータンレストランのおじさん 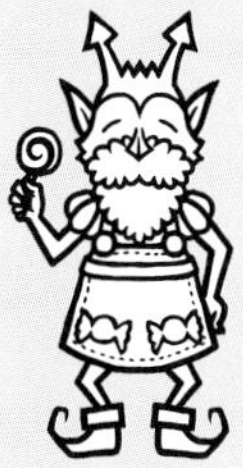 ビッキー 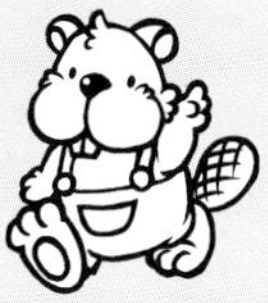　モモちゃん 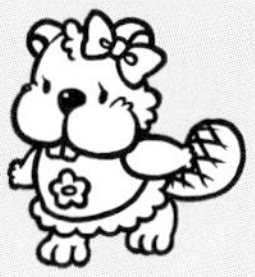 ケーキ 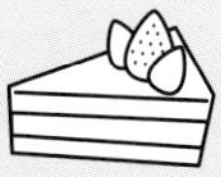　ドーナッツ 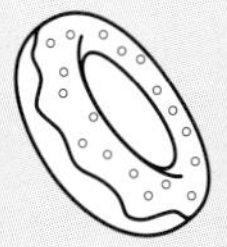 ジュース 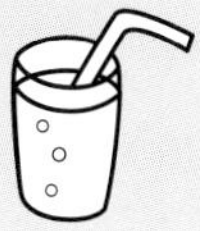

場面	セリフ	使用する絵
⑤ミュータンレストランにて（つづき）	**ミュータン：** そんなに喜んでくれて、おじさんもうれしいです。たくさん食べてくれたビッキーには特別にごほうびがあります！ 今日の夜、寝る前に歯みがきしなかったら、何と明日はビッキーにだけ特別にアイスクリームのプレゼントですよ。明日も来てくださいね！ **ビッキー：** えーっ、ホント。うれしいなぁ、ぼく歯みがき嫌いだし、歯みがきしなくていいんだよね。 ワーイ、明日はアイスクリームだ！ **モモちゃん：** お兄ちゃん、大丈夫？　あんなに甘いものを食べて、歯みがきしないで、明日はアイスクリームのプレゼントだなんて……、立派な木こりになるお約束忘れたの？ **ビッキー：** 平気、平気！　だって、ぼくにだけ特別プレゼントだよ。ワーイワーイ。 明日はアイスクリーム。さ〜、モモちゃん、おうちに帰ろう！	ミュータンレストランのおじさん 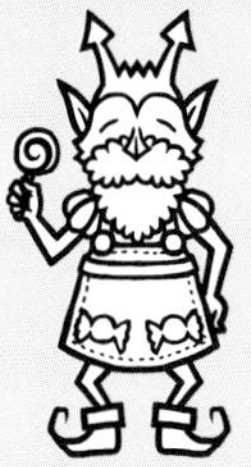 アイスクリーム 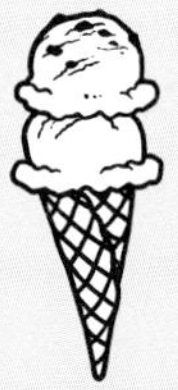 ビッキー 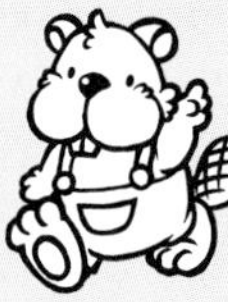 おうち 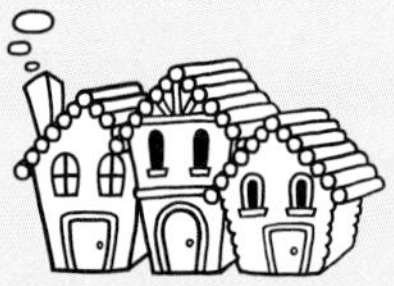
⑥おうちで夕ごはん	**モモちゃん：** 今日の夕ごはんは、野菜いため。にんじん、ピーマン、しいたけおいしかったな。お兄ちゃんは、ご飯食べなかったね。 **ビッキー：** だって、ぼくの嫌いな にんじん、ピーマン！ 食べられないものばっかり！ それにさっき、甘いものをたくさん食べたから、おなかいっぱいでご飯は食べられなかったんだよ！　ふぁー、いっぱい遊んだから眠くなったなあ〜。先に寝るよ。 お休みなさーい。むにゃむにゃ。 **モモちゃん：** えっ、お兄ちゃん、歯みがきしないでもう寝ちゃった……。	野菜いため 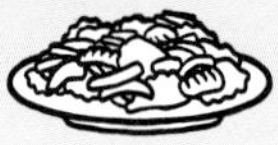 ビッキー困り顔 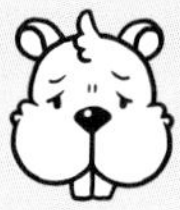 ビッキー おやすみなさい 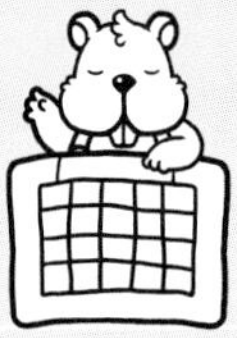 夜になったようす 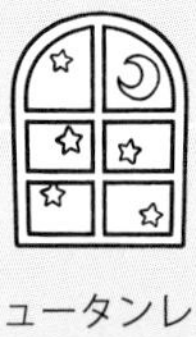
⑦ミュータン大活躍（つづく）	**ビッキー：** むにゃ、むにゃ。あっ、おじさん。 もう次の日になったのかなぁ。 あれ、おじさんがいっぱいいるような……？ おじさんのお友だちかな……、むにゃむにゃ。 **ミュータン1：** ひっ、ひっ、ひっ、ビッキー、こんばんは。 今日は「ミュータンレストラン」に来てくれてありがとう。 クンクン、甘〜いにおいがするから、歯みがきもしていないね。さあ、ビッキーの口のなかでお祭りだ。	ミュータンレストランのおじさん 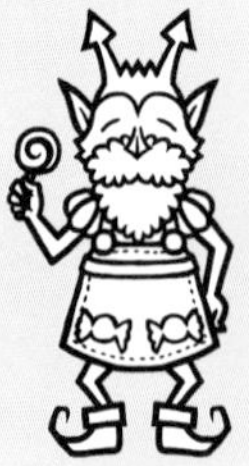 ミュータン１ 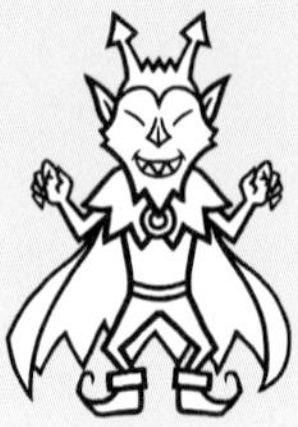

場面	セリフ	使用する絵
⑦ミュータン 大活躍 （つづき）	**ミュータン2：** おれさまたちの大好きな食べ物が、ビッキーの口のなかにたーくさんあるぞ！　さあ、みんなどんどん食べて、どんどん、歯を溶かしていくぞー。あっちで、エッサカ、こっちで、エッサカ。今夜は、おれさまたちのお祭りだー！！いっひひひ、はははは っ。ふっふっ。	ミュータン２
⑧ビッキー 目覚める	**ビッキー：** 夕べは何だか眠れなかったな……。 うーん。何だか口のなかが変だぞ……。 気持ちわるいよ、うあっー。歯が痛いよー。 モモちゃん、森の歯医者さんのうさこ先生のところに一緒に行ってくれる？ **モモちゃん：** いいわよ。一緒に行ってあげる。	ビッキー困り顔 モモちゃん
⑨うさこ先生 の歯科医院で	**ビッキー：** うさこ先生！　こんにちは。 **うさこ先生：** どうしたの？　お口を開けてごらんなさい。 **うさこ先生：** あれあれ、これはこれは！ むしばいきんのミュータンがいっぱいよ！ もしかして、ミュータンレストランに行ったのかな？ **ビッキー：** はい！　行きました。 **うさこ先生：** ミュータンレストランは、むしばいきんのミュータンのおうちなのよ！　歯みがきしない汚れた口のなかで、歯を溶かしてむし歯にしようとねらっているのよ。むしばいきんのミュータンにだまされないように、お祭りの日に、“立派な木こりになるためのお勉強” をしたと思うけど、ビッキーはお勉強をしなかったの？ **ビッキー：** はい、カバ先生に教わりました。 **うさこ先生：** そのときに、３つのお約束を、教えてもらったでしょう？ **ビッキー：** ふぁーい。教えてもらいました。 **うさこ先生：** そのお約束を守らないと、むし歯になっちゃうのよ！ **ビッキー：** 先生、ぼく、立派な木こりになって、立派なお仕事がしたいんだ！　絶対に歯を守りたいんだ！ **うさこ先生：** そうよね。そうしたらむしばいきんのミュータンがやってこないように、歯をしっかりみがいて、まず、むしばいきんのミュータンをやっつけよう。	ビッキー困り顔 うさこ先生 ビッキーのお口 むしばいきんがいっぱい 木こり うさこ先生

場面	セリフ	使用する絵
⑩うさこ先生とお約束	シャカシャカシュッシュッ、 シャカシャカシュッシュッ。 **うさこ先生：** そして、むし歯は治そうね。ジージージー。 さあ、おしまい。これでしっかり木を切ることができるわよ。 もうむしばいきんのミュータンがやってこないように、３つのお約束をしっかり守るのよ。 **ビッキー：** はーい！　お約束守ります！　先生、ありがとうございました！ ぼく、お口のなかがきれいになって、すごく気持ちがいいよ〜。 **モモちゃん：** よかったね、お兄ちゃん！ （ひと呼吸おいて）あそこにミュータンレストランのおじさんがいるよ。私たちを呼んでいるみたい。もう絶対に行かないでね！ **ビッキー：** 大丈夫だよ！　ぼくはむし歯を治してもらってお口のなかがきれいだし、３つのお約束を守るから、誰が来ても平気だよ！ （ビッキー、ピカーッと光る大きな歯を見せ、かけ寄る）	うさこ先生 ビッキー モモちゃん ビッキーのお口 むし歯治療後
⑪最後にみんなでお約束	**ミュータン：** ひえーっ、ビッキーの口のなかには、もう入れないよ！　ほかに誰が、おれさまたちが住めるお口はないかな。（ウロウロ） 〈※観客である園児に向って呼びかけるように〉 **ビッキー：** ねえみんな、むしばいきんのミュータンがお口のなかに入って来ないように、３つのお約束を守ろうよ！ ３つのお約束覚えている？ １つめは、食べたら歯をみがくこと。 ２つめは、甘い飲み物、甘いおやつは少しにすること。 ３つめは、好き嫌いしないで、何でもよくかんで食べること。 **ミュータン：** ひえーっ、もう、○○幼稚園（保育園）のみんなの口のなかにも入れないよ！ （そそくさと逃げて行く） **ビッキー：** ミュータンが逃げてよかったね！ ではこれから、歯みがきの練習をしましょうね！ 〜おしまい〜	ミュータン１　ミュータン２ ビッキー　モモちゃん

＊はみがきカレンダー③

コピーしてご利用ください。ダウンロードすることもできます。

インターネット上でも、さまざまなカレンダーが無料で公開されています。検索してみましょう。

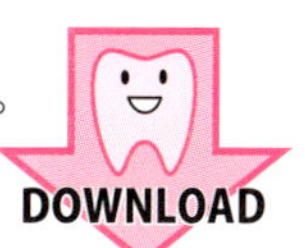

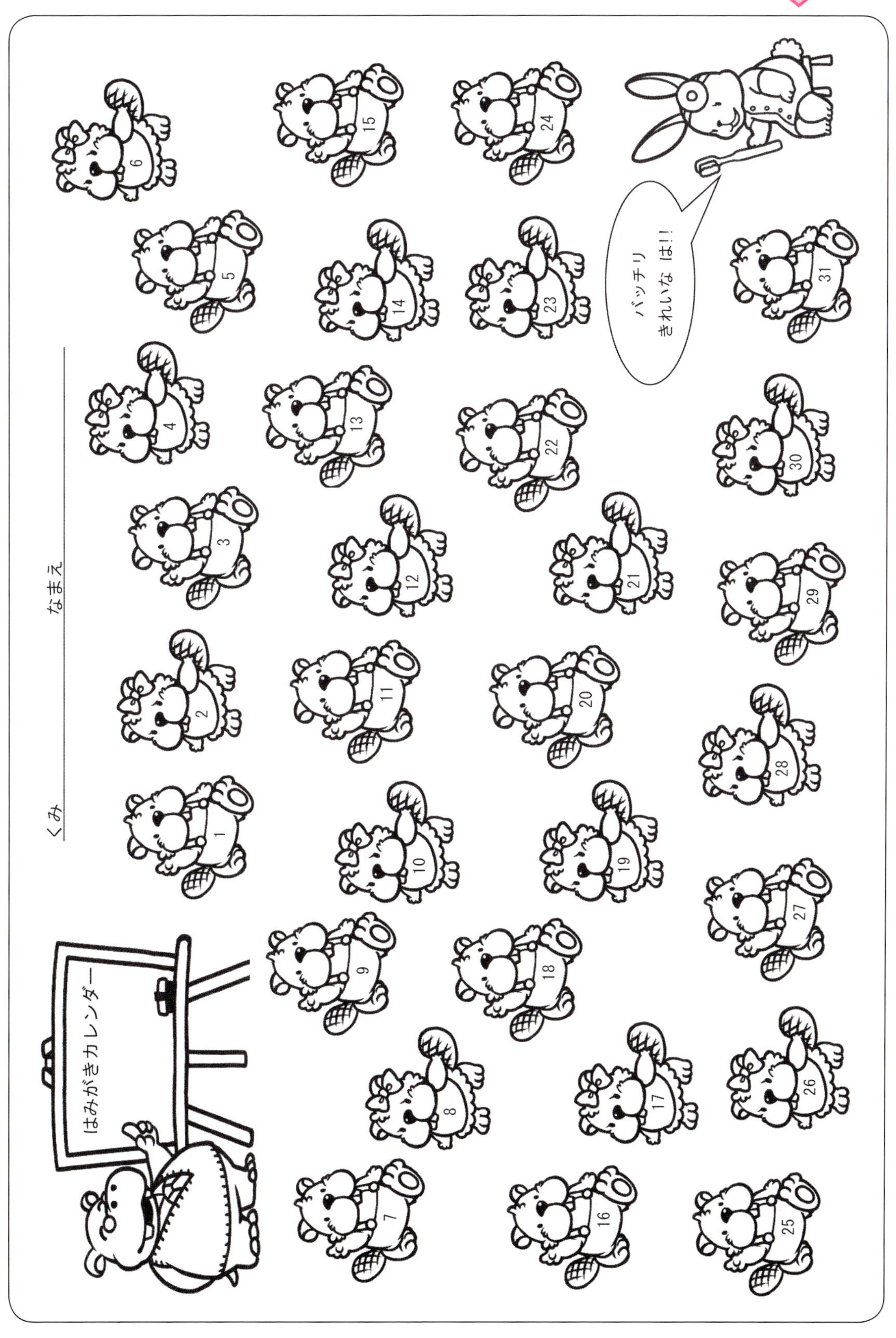

＊ビーバー村はおおさわぎ パネルシアター用イラスト

拡大コピーしてご利用ください。ダウンロードページにはカラーのイラストも掲載しています。

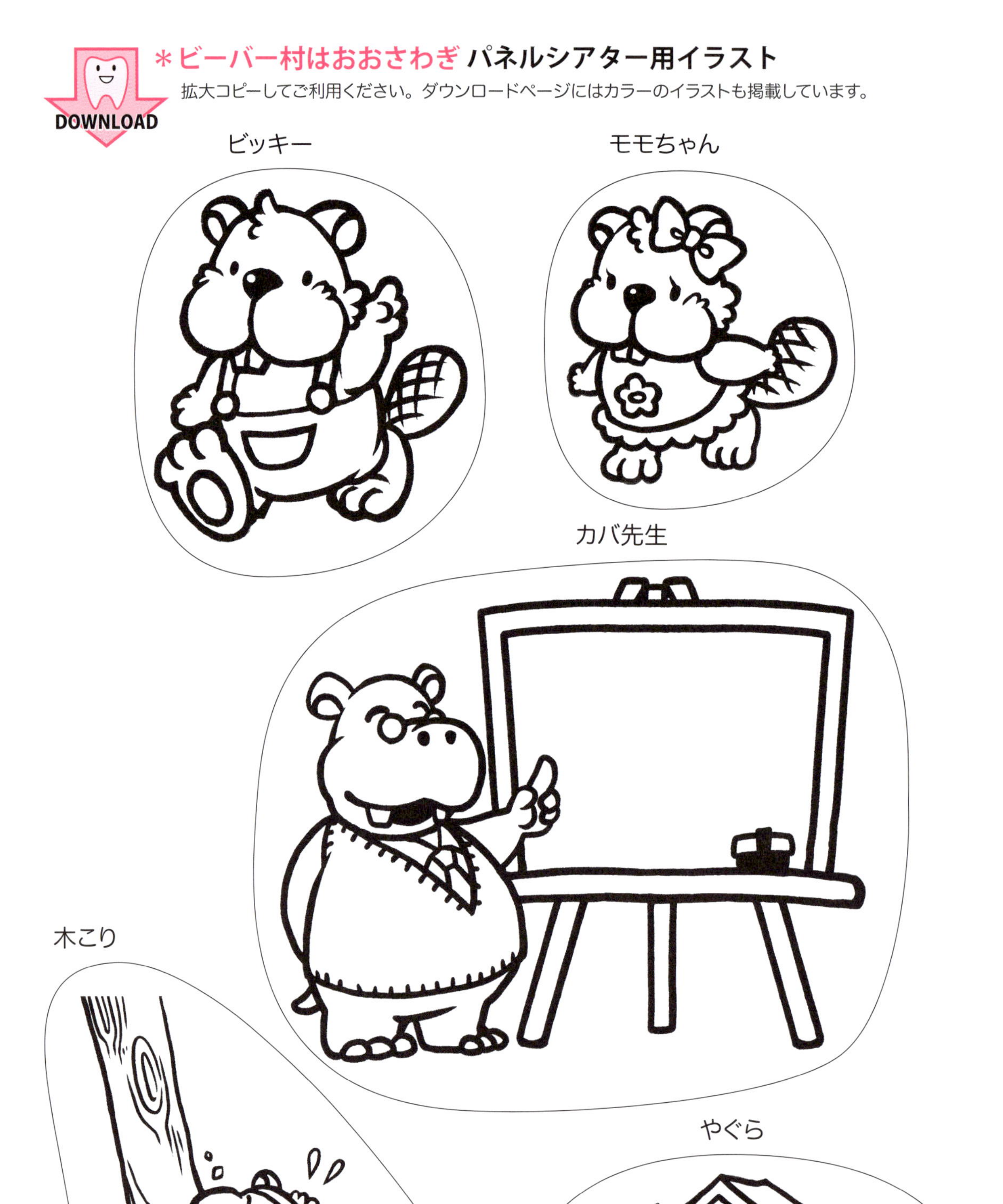

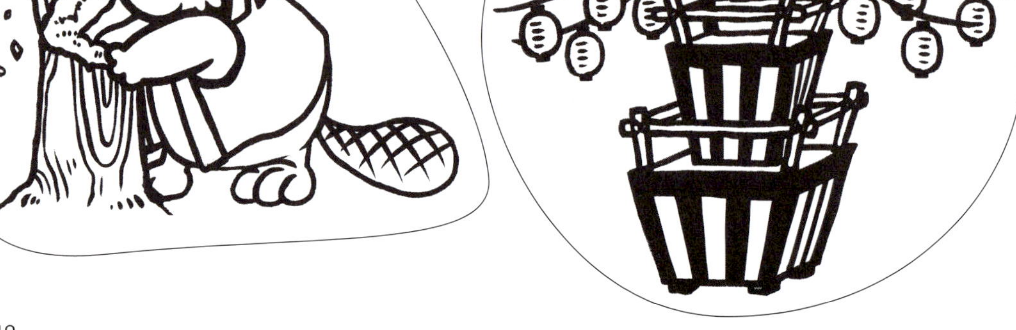

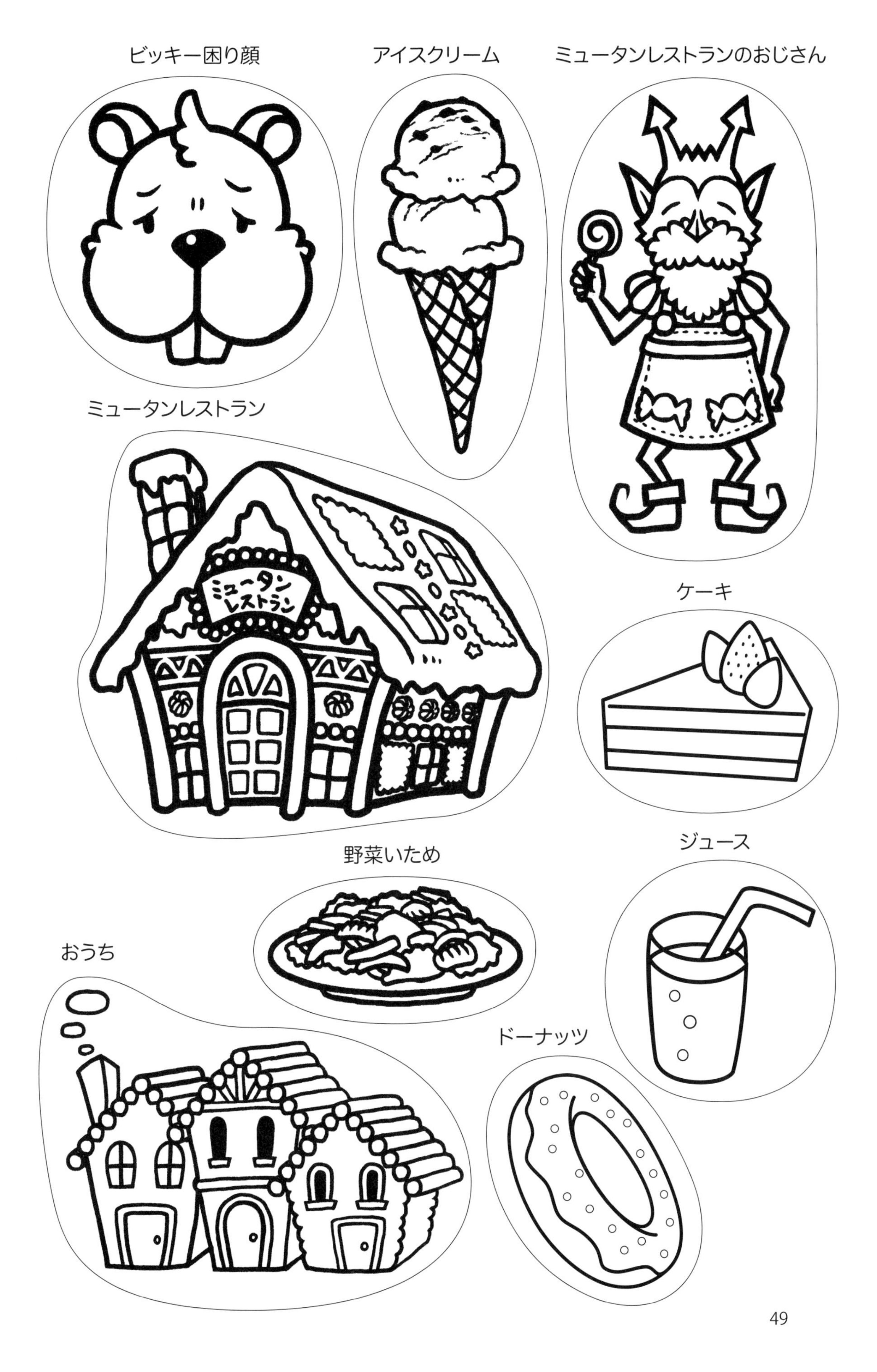
ビッキー困り顔
アイスクリーム
ミュータンレストランのおじさん
ミュータンレストラン
ミュータン
レストラン
ケーキ
野菜いため
ジュース
おうち
ドーナッツ

夜になったようす

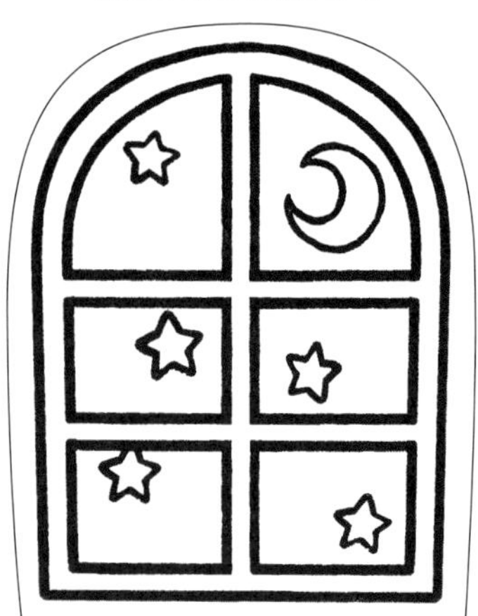

ミュータン1

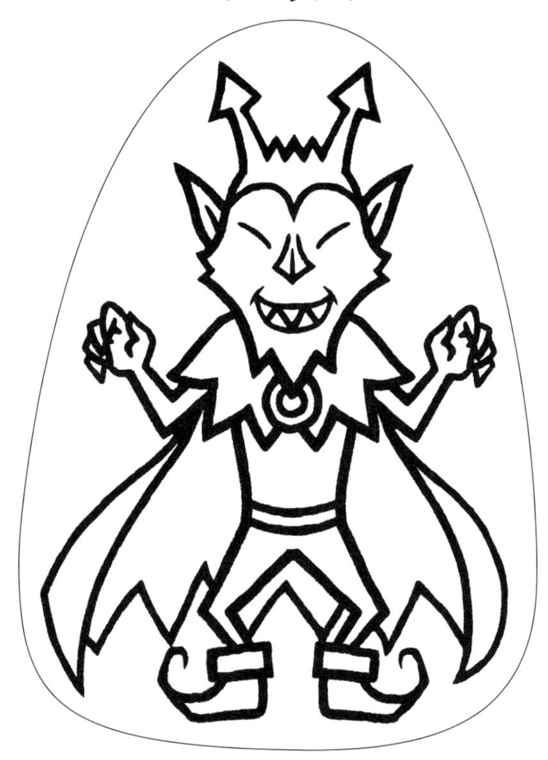

ビッキー　おやすみなさい

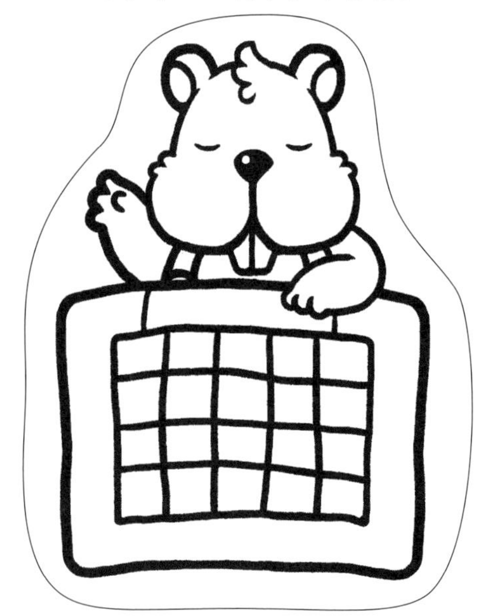

うさこ先生

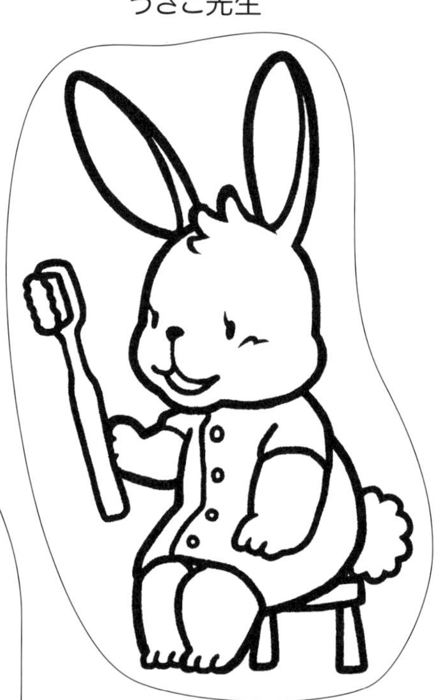

ビッキーのお口　むしばいきんがいっぱい

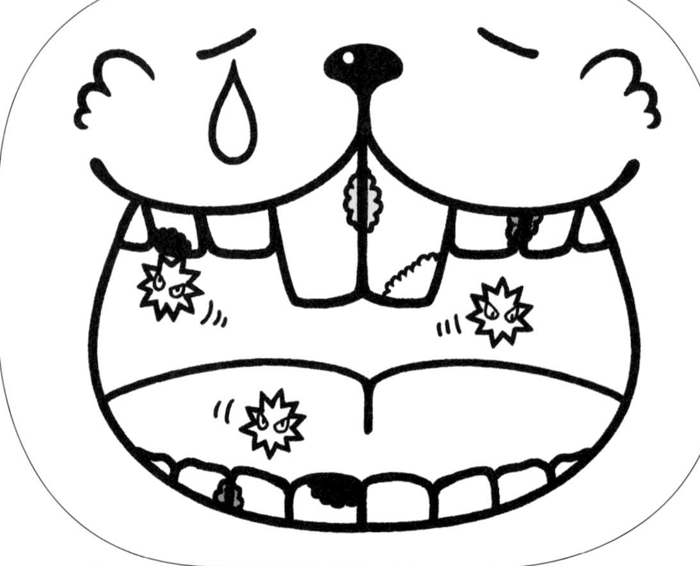

ミュータン2

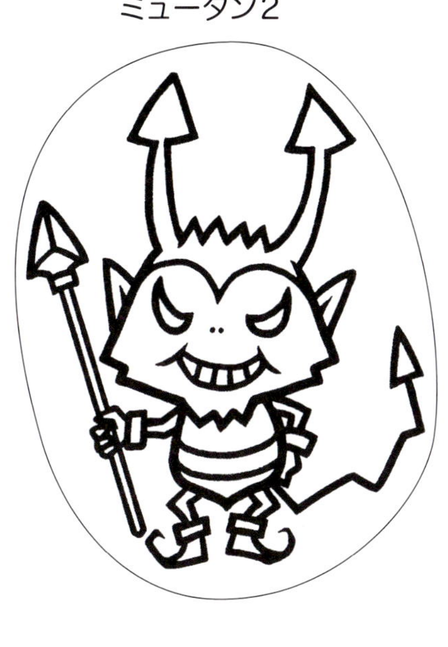

ビッキーのお口　むし歯治療後

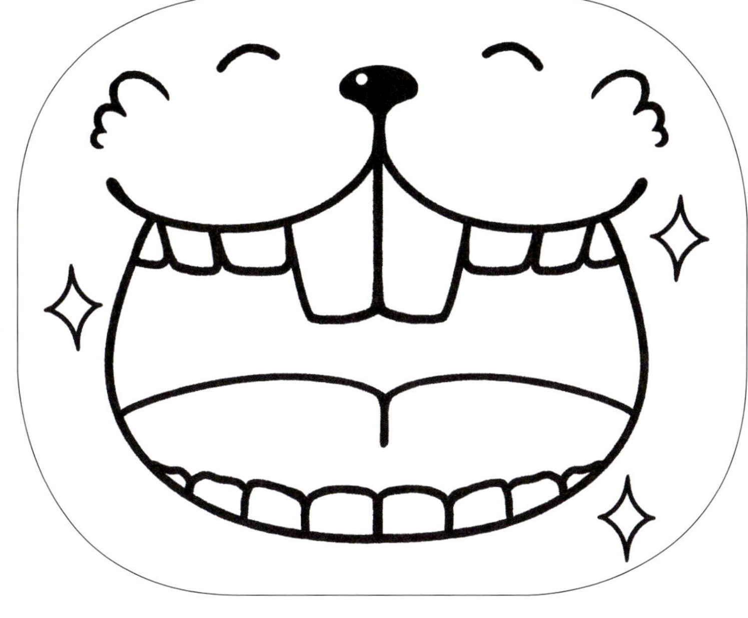

＊歯みがきの順番 型紙 p.30を参照しながら、みがく歯に色をぬるなどしてご利用ください。

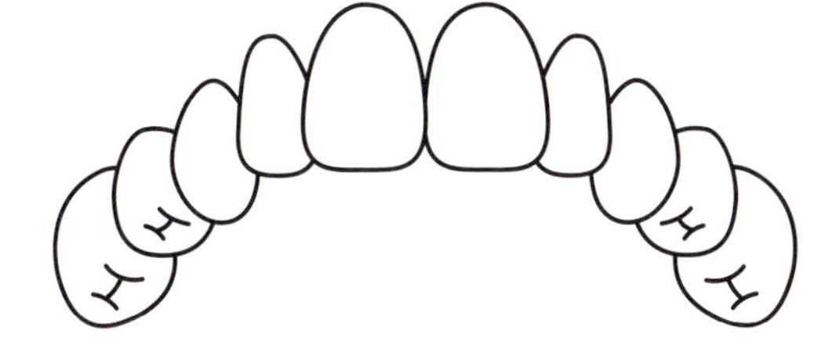

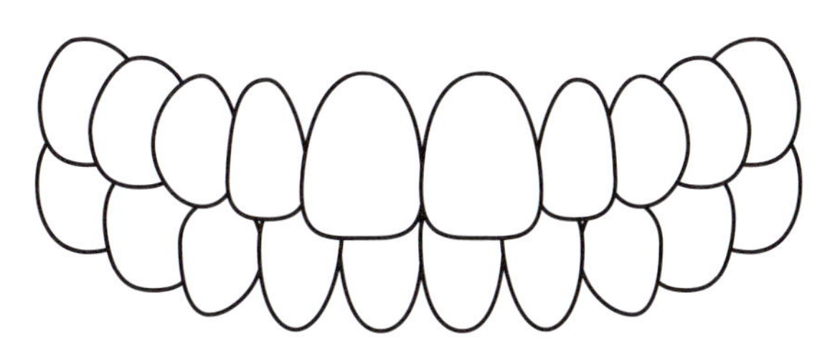

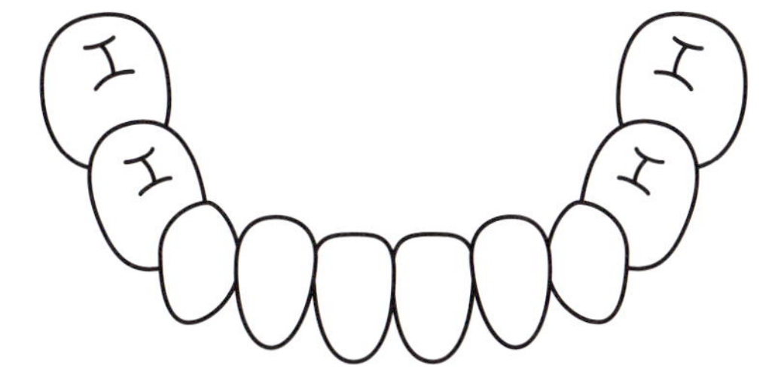

歯の裏側をみがく部分は、
歯ブラシを書き入れるなどしてご利用ください。

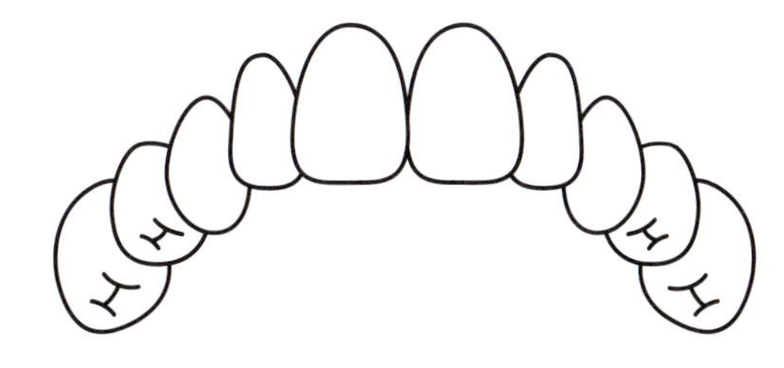

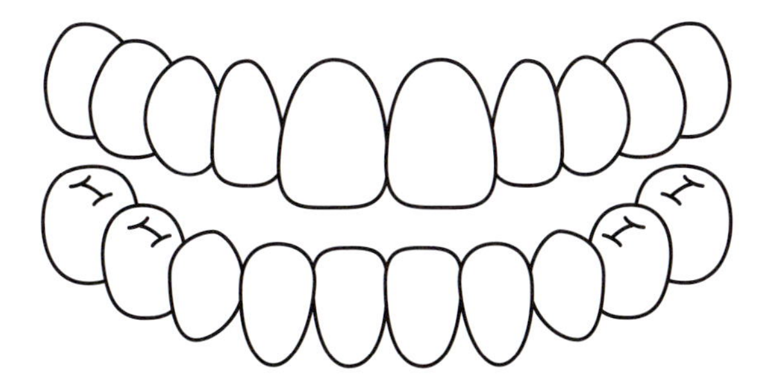

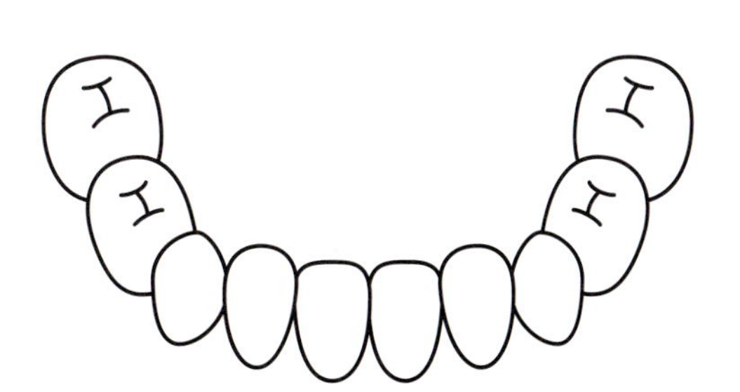

＊ポンタ危機一髪　～ミュータンの巻～　パネルシアター用イラスト

DOWNLOAD

以下の登場人物等はダウンロードページにカラーのイラストを掲載しています。

向かって 左側の人 が演じます

ミュータン

ちびミュータン

家の人(声のみ)

先生

歯科衛生士

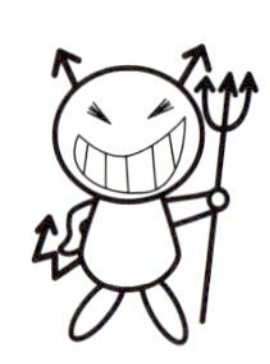

笑顔ミュータン

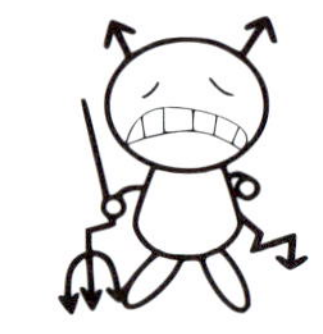

ガッカリ顔ミュータン

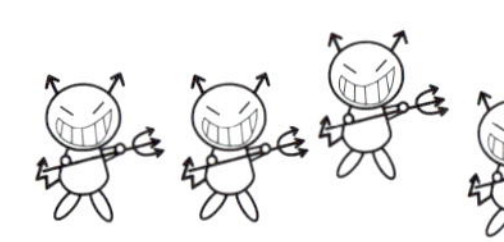

ちびミュータン

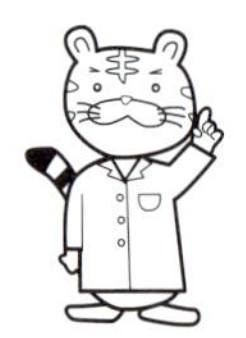

先生

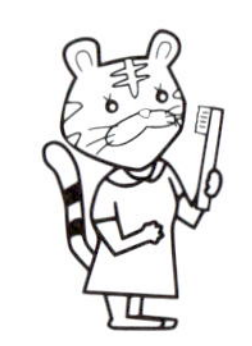

歯科衛生士

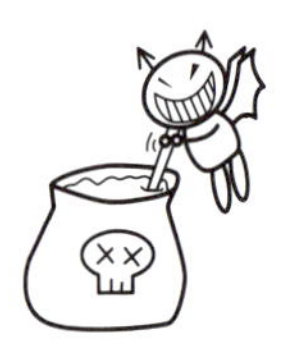

酸生産

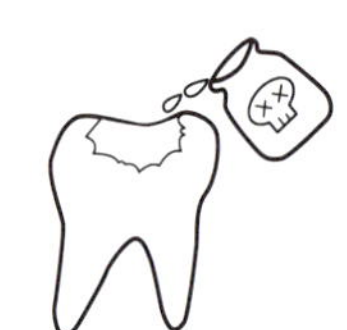

むし歯

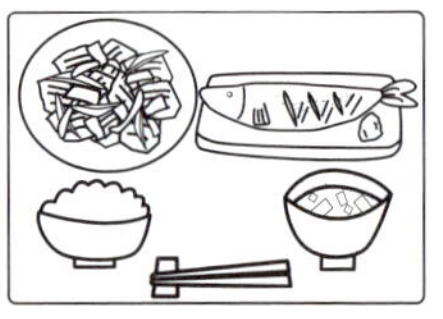

ご飯

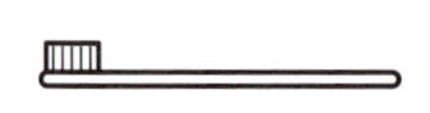

指導用歯ブラシ

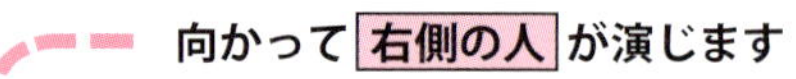

向かって 右側の人 が演じます

ポンタ

ちびミュータン

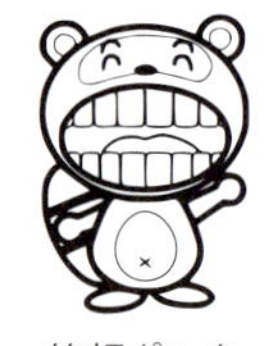

笑顔ポンタ

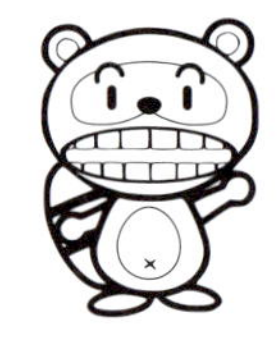

パペット

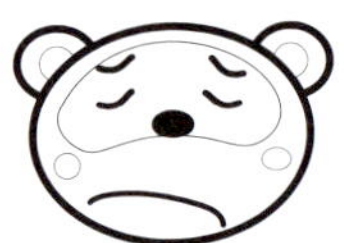

困り顔

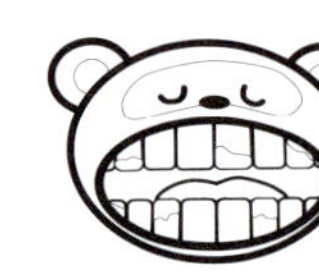

汚れた口の顔

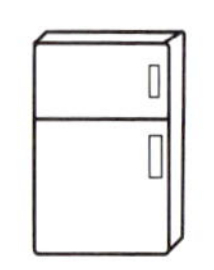

冷蔵庫

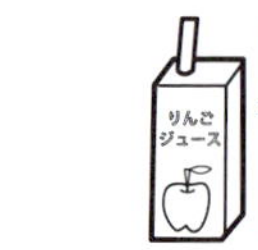

甘い物

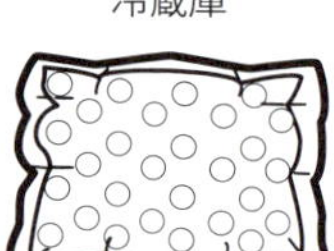

布団

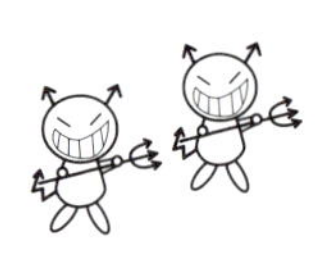

ちびミュータン

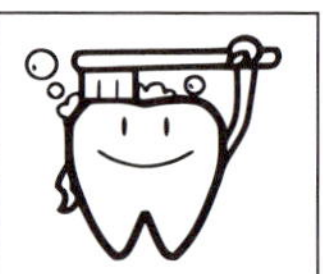

「食べたら歯をみがこう」

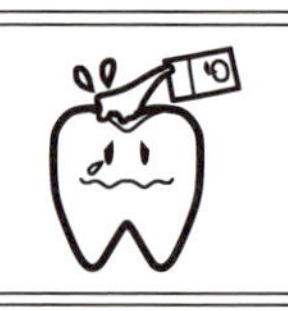

「甘いものは少しにしよう」

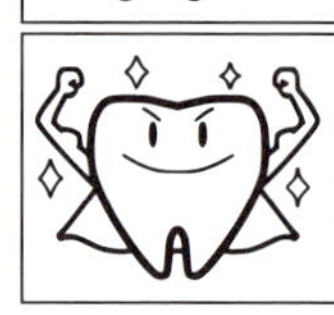

「好き嫌いしないで
何でも良くかんで食べよう」

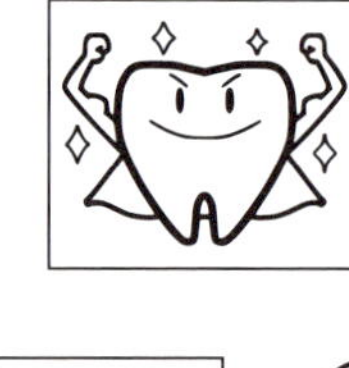

＊ポンタ危機一髪　〜ミュータンの巻〜　パネルシアター用シナリオ

子どもたちの反応を見ながら、アレンジしてご利用ください。

場面	キャラクター	セリフ・操作 白い背景 は向かって左側の人の声・動作です 赤い背景 は向かって右側の人の声・動作です	パネルボード （何も貼らない場面もあります）
① 登場人物 紹介	ミュータン	（笑顔ミュータン貼る）　やあ みんな こんにちは！ 俺様はむしばいきんのミュータンだよ。 何をするかって？ それはヒミツ。 でも皆と仲良くなりたいからよろしく！	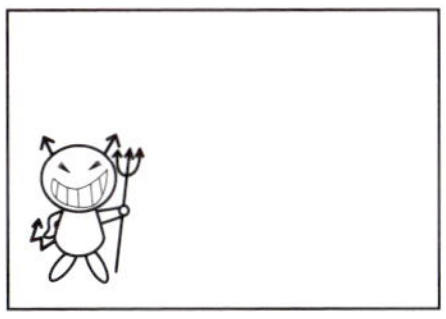
		（冷蔵庫を貼る） ここはポンタ君のおうちだよ。	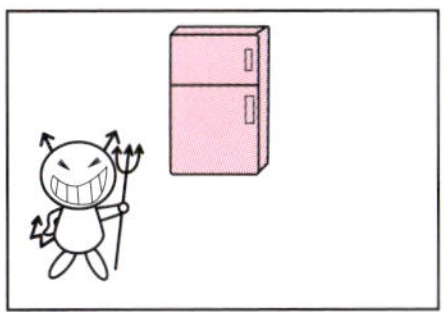
		冷蔵庫にポンタ君へのプレゼントを入れておくよ！ （冷蔵庫をめくる）	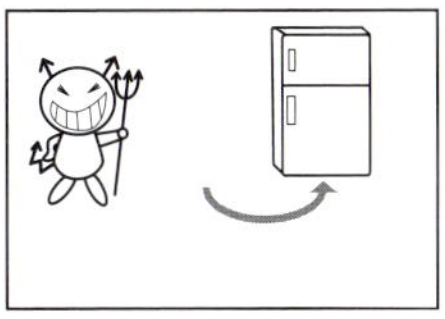
		ジュースでしょ、チョコレートと、アイスクリームと、アメも入れておこう。 （甘いものを１つずつ置いていく）	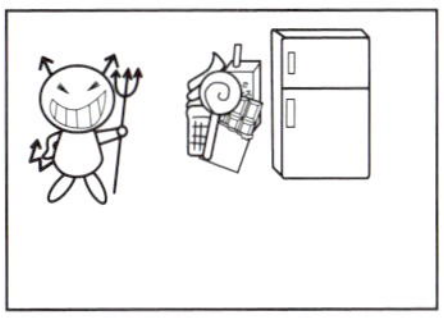
		ポンタ君よろこんでくれるかな〜。 （冷蔵庫を戻し甘いものをかくす）	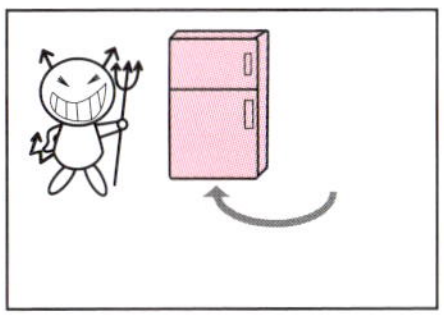
		うふふふふ…（退場）。	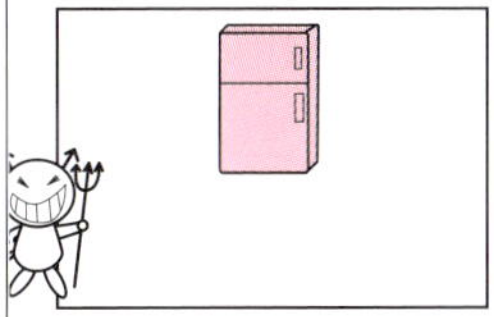
	ポンタ	（笑顔ポンタ貼る）　ただいまー。	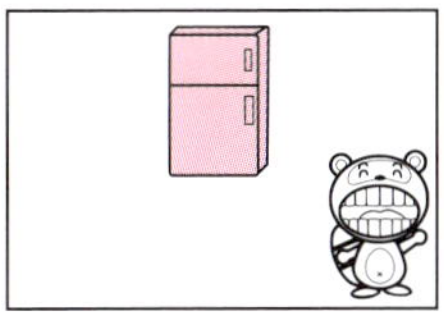
	（家の人）	おかえりなさいポンタ君。 おなかすいたでしょう。 ご飯にするから手を洗って待っててね。	
② ポンタ好き 嫌い （つづく）	ポンタ	はーい。 でも…、のどがかわいたなー。 冷蔵庫に飲み物あるかな。	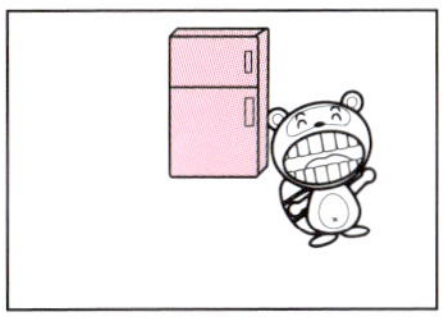
		（冷蔵庫をはずす）	
		あ！ ぼくの大好きなものがたくさん入ってる！ ジュースを飲もう。チョコレートも食べよ！　アイスクリームも大好き！　アメも食べちゃお〜。むしゃむしゃ、おいしい〜。 （甘い物を口の中に入れる）	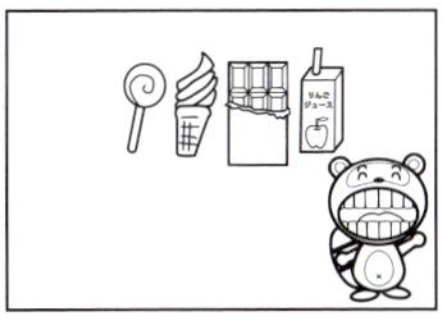

② ポンタ好き嫌い （つづき）	（家の人）	ポンタ君、お待たせ。 ご飯ですよー。 （ご飯を貼る）	
	ポンタ	（困り顔を笑顔の上に重ねて貼る） 野菜炒めにお魚か。ぼくの嫌いなおかずだ。 ぼく、お菓子とジュースでおなかいっぱいだし、いらないや。 眠くなってきちゃったな～。（退場） （ボード裏でポンタの下にあった甘いものを相方に渡しておく）	
	（家の人）	困った子ね、こんなに残して。 お菓子とジュースって何のこと？ あらポンタ君、寝ちゃうの？ 寝る前に歯みがきしましょうね。 （ご飯をはずす）	
③ 寝ている間	ポンタ	（声のみ） 眠くて面倒くさくて歯みがきなんてできないよ。	
		おやすみなさーい。 （汚れた口の顔の上に布団を重ねて貼る）	
	ミュータン	（笑顔ミュータン貼る）　イッヒヒヒ～！ ポンタ君は気持ちよさそうに眠っているな～。 冷蔵庫に入れておいた甘い物を食べてくれたかな？ くんくん…（ポンタに近づきにおいをかぐ）甘いにおいがするぞ。 歯みがきをしないで寝るなんて、俺様はうれしいよ！	
		（布団を外す）	
		ポンタ君の口の中で朝までパーティーだー！ みんな集まれ～！（ちびミュータンを貼る）　イッヒヒヒ！ （ちびミュータン：ポンタの口の中を動き回る）	
		（ポンタ側の人も操作）	
		みんな、そろそろ朝だ、かくれるぞ。 （ちびミュータンをポンタの口の中にかくす） （ミュータン、外にいるちびミュータンをはずす）	
		（ポンタをはずす）	
④ 歯医者さんへ（つづく）	（家の人）	ポンタ君、朝ですよー。 起きましょう。	

場面	役	せりふ・動き
④ 歯医者さんへ（つづき）	ポンタ	（笑顔の上に困り顔を貼る） ムニャムニャ… 何だか ゆうべはよく眠れなかったよ！ あれ…、口の中がぬるぬるして気持ち悪いな～。 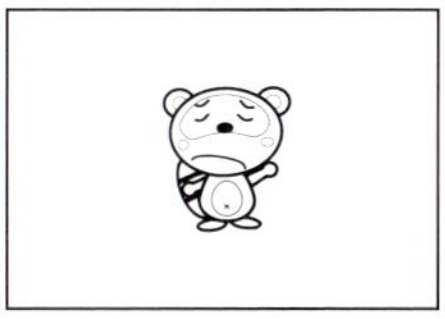
	（家の人）	心配ね…。歯医者のトラ先生の所に行ってみてもらいなさい。
	ポンタ	はーい。
		（先生貼る）
		先生、こんにちは。ぼくのお口を見てください。
	先生	どれどれ？お口を開けてごらん。
		（ポンタ：顔をひっくり返し汚れた口の顔にする）
	先生	口のなかにムシバキンのミュータンの仲間がいるね。むし歯になりそうな歯があるよ。このままにしておくと大変だから、歯科衛生士さんのお話を聞いていくといいよ。 （先生とポンタを外す） 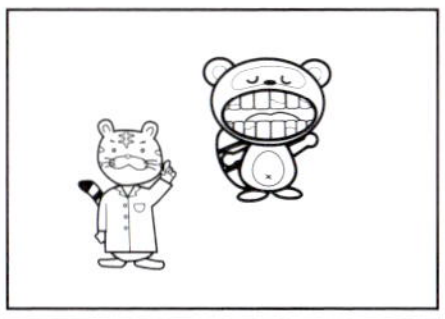
⑤ むし歯のなりたち（つづく）	歯科衛生士	（歯科衛生士を貼る） こんにちはポンタ君！ 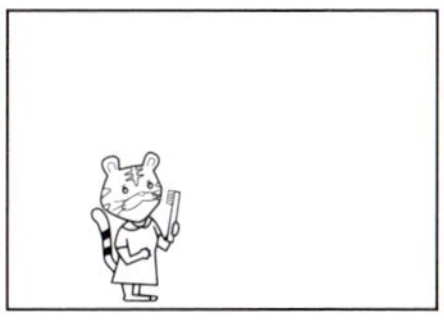
	ポンタ	（パペットで登場） こんにちは、歯科衛生士さん。 むし歯ってどうしてできるのか教えてください。 （以後、話に合わせてパペットであいづち） 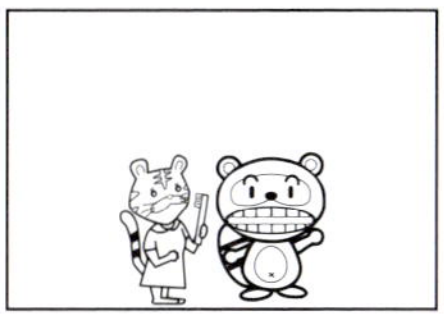
	歯科衛生士	では、教えてあげるね。 口の中にはむしばいきんが住んでいるのよ。 （ミュータンを貼る） 先生の口の中にもポンタ君にも！ 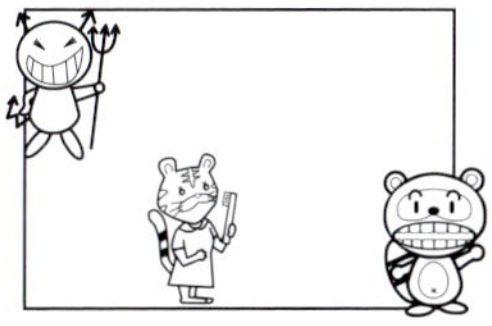
		むしばいきんは甘い物やご飯を食べた後に…、 （甘いものを貼る） 歯みがきをしないでいると、どんどん仲間を増やすのよ。 （ちびミュータンを複数貼る） 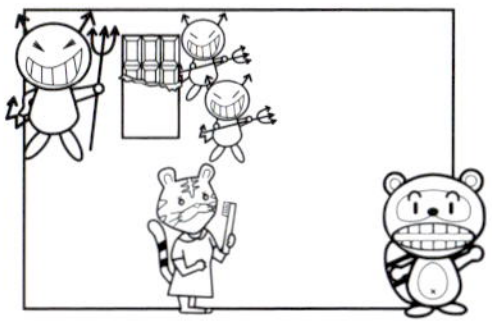
		そしてお口の中の甘いものを食べて 「むし歯のもと」をつくるの。 （酸生産を貼る） 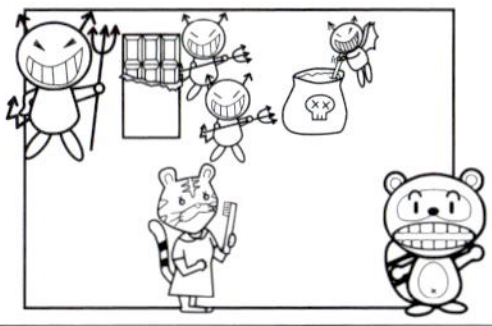

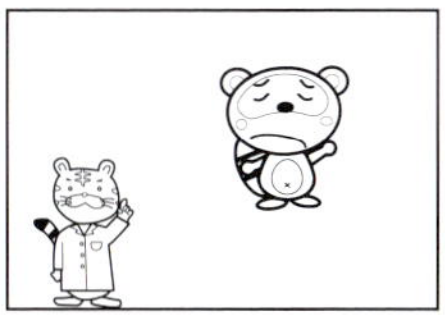

場面	役	せりふ・動き
⑤ むし歯の なりたち （つづき）		その「むし歯のもと」が歯をとかしてしまうのよ。 （むし歯を貼る） そうなると歯に穴が開くの。 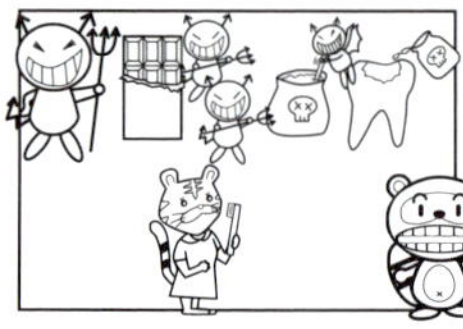
		むしばいきんがそこで暮らして、歯は痛くなるし大変なのよ。 （むし歯の近くにちびミュータンを貼る） ポンタ君はそうなる前にきてくれてよかったわ。 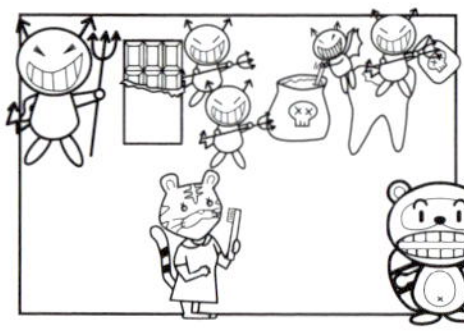
⑥ むし歯予防	歯科衛生士	では、むし歯にならないようにするには、どうしたらいいと思う？
	ポンタ	ええと、甘いものは少しにすること。 （甘いものの近くに行く） 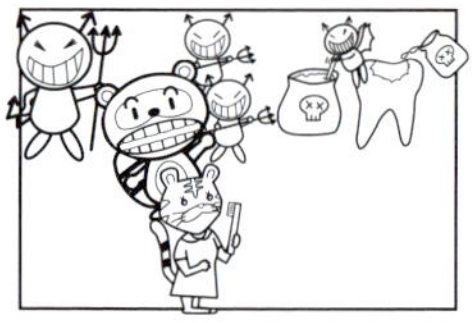
		（甘いたべもの外す）
		あとは…、食べたら歯をみがいてむしばいきんを追い出すこと。 （むしばいきんの近くに行く） 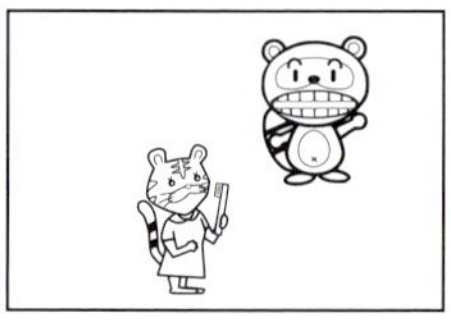
		（ミュータン、ちびミュータン、酸、むし歯はずす）
	歯科衛生士	そうね、今言ってくれた、 「食べたら歯をみがこう」 「甘いものは少しにしよう」 の他に、あともう一つあるのよ。何だかわかる？ 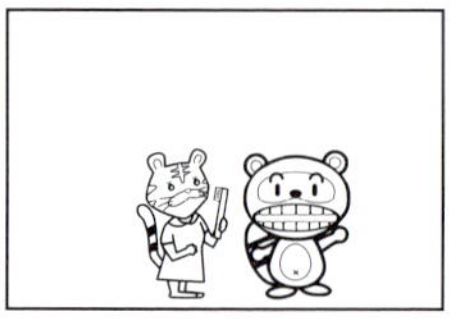
	ポンタ	うーん、わからない……。
	歯科衛生士	（ごはんを貼る） 「好き嫌いしないで何でもよくかんで食べよう」 そうすると、むしばいきんに負けない強い歯になるのよ。 守れるかな？ ポンタ君！ 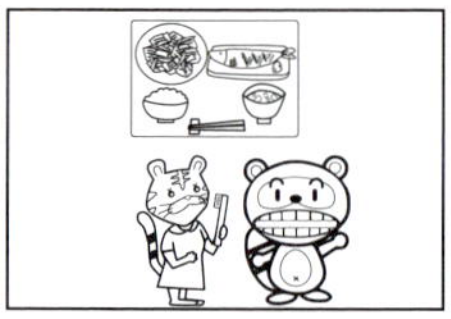
	ポンタ	ハイ、守ります。 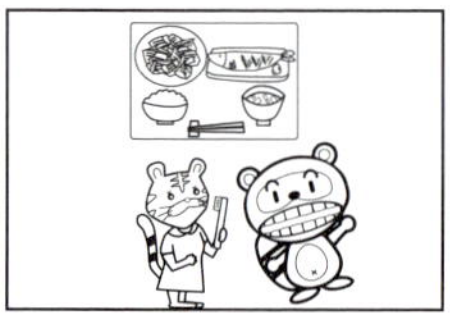
⑦ 歯みがき （つづく）	歯科衛生士	よかった。（ご飯を外す） ではこれから、上手にみがけるように歯みがきの練習をしましょう。 （ボード前方に立ち、指導用歯ブラシをポンタに渡す） 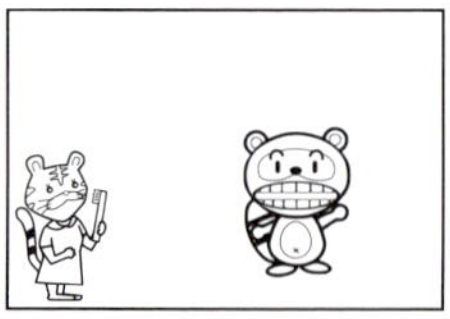
	ポンタ	がんばってみがいてみるね！ （真ん中に立ち、歌に合わせた歯ブラシの動きを実演） 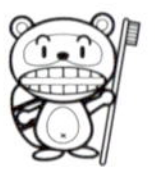
	歯科衛生士	皆もポンタ君を応援してね。 まずは歯みがきをするとき、お約束。 「歯ブラシ持って遊ばない」

場面	役	内容
⑦ 歯みがき （つづき）	ポンタ	遊ばない
	歯科衛生士	「歯ブラシくわえて走らない」
	ポンタ	走らない
	歯科衛生士	「歯ブラシガチガチかむのはやめようお約束」
	ポンタ	ハイ！
	歯科衛生士	まずかむところはアーのお口で 　下の奥歯の溝溝シュッシュ溝シュッシュ 　反対奥歯も溝溝シュッシュ溝シュッシュ 　上の奥歯も溝溝シュッシュ溝シュッシュ 　反対奥歯も溝溝シュッシュ溝シュッシュ
		溝溝きれいになりました。表もきれいにみがきましょう！ イーのお口で 　上下一緒に前歯シュッシュ前シュッシュ 　ほっぺの中で横横シュッシュ横シュッシュ 　反対ほっぺも横横シュッシュ横シュッシュ
	歯科衛生士	（笑顔ポンタを貼る）　（パペットさがる） きれいになったね！
	ポンタ	やったー！
⑧ 約束	ミュータン	久し振りにまたポンタ君の口の中で遊ぼうかな…。 （ポンタに近づく）
		ヒャ～～！ 俺様、こんなきれいな口の中には入れないよ～！ （ガッカリ顔にしてポンタから遠ざかる）
		俺様が入れる口の子はいないかな？ 汚れている子はいるかな？ どうかな？？ （笑顔にして会場の園児に近づきながら見渡す）
	ポンタ	皆の口にむしばいきんのミュータンが来ないように、３つのお約束を守ろう！ 皆で言ってみよう！ （３つのお約束を１枚ずつ貼る） 「食べたら歯をみがこう」 「甘い物は少しにしよう」 「好き嫌いしないで何でもよくかんで食べよう」
		エイエイオー！の掛け声でミュータンを追い出しちゃおうよ。「エイエイオー！」
	ミュータン	ヒエー ○○園には俺様が入れる口の子はいないや～。 （退散）
	ポンタ	ミュータンは逃げていってよかったね！！ これでお話はおしまいです。

監修 …… 丸山進一郎　品川学校歯科医会 会長／全国小児歯科開業医会 監事／
医療法人 アリスバンビーニ小児歯科 理事長

編 ……… 公益社団法人 東京都歯科衛生士会

著者 …… 富田基子　公益社団法人 東京都歯科衛生士会 会長
（順不同）　會沢京子　公益社団法人 東京都歯科衛生士会／元 特定非営利活動法人 アン・スリール
齋藤敦子　公益社団法人 東京都歯科衛生士会／元 特定非営利活動法人 アン・スリール
原　智子　公益社団法人 東京都歯科衛生士会／元 特定非営利活動法人 アン・スリール

ビーバー村はおおさわぎ …… 作 アン・スリールのなかまたち …… 絵 原万依子

ポンタ危機一髪 …………… 佐藤静香　公益社団法人 東京都歯科衛生士会
藤山美里　公益社団法人 東京都歯科衛生士会
中里涼香　公益社団法人 東京都歯科衛生士会
細田江美子　公益社団法人 東京都歯科衛生士会

はみがきシュッシュ ……… 作詞 アン・スリールのなかまたち …… 作曲 Sayo
歌 原　智子 & 町田小夏

この度は弊社の書籍をご購入いただき、誠にありがとうございました。
本書籍に掲載内容の更新や訂正があった際は、弊社ホームページ「追加情報」
にてお知らせいたします。下記のURLまたはQRコードをご利用ください。

http://www.nagasueshoten.co.jp/extra.html

はじめよう！
保育園・幼稚園での歯みがきレッスン　楽しく身につく実践アイデア　第2版　ISBN 978-4-8160-1367-6

© 2013. 4. 1　第1版　第1刷
2019. 6.28　第2版　第1刷

監　修　丸山進一郎
編　公益社団法人 東京都歯科衛生士会
発行者　永末英樹
印　刷　創栄図書印刷 株式会社
製　本　新生製本 株式会社

発行所　株式会社　**永末書店**

〒602-8446　京都市上京区五辻通大宮西入五辻町 69-2
（本社）電話 075-415-7280　FAX 075-415-7290　（東京店）電話 03-3812-7180　FAX 03-3812-7181
永末書店 ホームページ　http://www.nagasueshoten.co.jp